CONSIDÉRATIONS MÉDICO-LÉGALES

SUR

LES BLESSURES.

Imprimerie de GUIRAUDET et JOUAUST,
315, rue Saint-Honoré.

CONSIDÉRATIONS MÉDICO-LÉGALES

SUR

LES BLESSURES.

OBSERVATION.

PLAIE SIMPLE DU THORAX. — OPERATION TRAUMATIQUE SECONDAIRE DE L'EMPYÈME. MORT PAR SUR-CAUSE.

PAR F.-M. LEROUX (DE RENNES),
DOCTEUR-MÉDECIN.

Cave sis ergo, medice, aliter loquaris, aliter sentias. Sit tibi religio nunquam judicem in fraudem illicere.

(TULPII *Observ. medic.*, p. 292.)

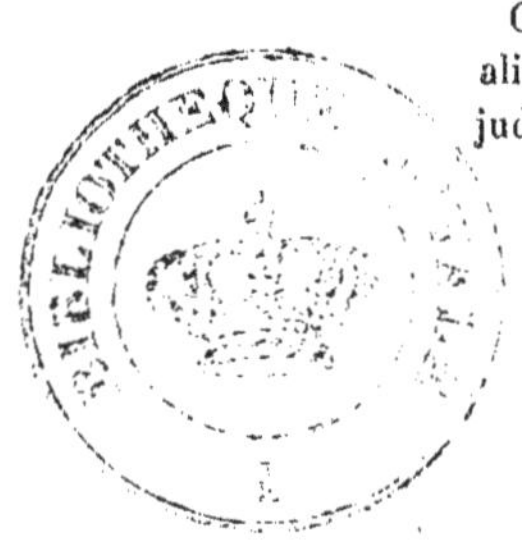

PARIS.
LIBRAIRIE MÉDICALE DE GERMER-BAILLIÈRE,
17, RUE DE L'ÉCOLE-DE-MÉDECINE.

1844

Et, prompt à se jeter dans toutes les arènes,
Du mousquet de Pascal s'armant, Leroux de Rennes.

Némésis médicale, page 146.

Toujours animé des mêmes sentiments pour l'indépendance et la dignité médicales, je viens révéler une petite et sourde tyrannie; elle voudrait peut-être un jour faire trembler tous les gens de l'art qui, méprisant sa coterie déjà vieille, ne s'inclineraient pas devant sa toute-puissance. (*Principiis obsta.*)

Si je publie ce petit opuscule, c'est cependant pour atteindre un plus grand et plus noble but que celui de refréner une intrigue malveillante, qui, altérant la véracité des débats judiciaires, pourrait, en préoccupant par l'intimidation les esprits des témoins, nuire à l'équitable administration de la justice, porter atteinte à l'indépendance de l'art médical, être préjudiciable au jeune médecin entrant dans le monde; mais qui ne saurait ni m'atteindre, ni me blesser, moi, simple mais probe médecin praticien, avancé dans ma carrière après bientôt trente années d'exercice.

Les devoirs de la profession m'ont forcé de paraître comme médecin devant le jury dans un procès criminel, aux assises du département de la Seine (novembre 1844).

Il s'agissait d'une blessure, simple par sa nature, qui a semblé être la cause immédiate de la mort du blessé.

J'ai voulu soutenir devant la justice cette doctrine qu'*il faut, en médecine légale, distinguer les blessures mortelles par elles-mêmes, par leur nature intrinsèque, de celles qui n'acquièrent ce caractère que par des circonstances hors d'elles-mêmes, par des complications, par des sur-causes.*

Les gens de justice m'ont semblé antipathiques à cette doctrine, et j'ai paru bien plus paradoxal encore quand j'a dit qu'*il est des blessures qui, menaçant la vie du blessé, lui sauvent l'existence.*

Je rassemble donc ici deux séries de faits se rapportant à ces deux propositions, avec l'espérance que la cause de l'équité qu'elles soutiennent convaincra la respectable magistrature française qu'elles sont dans la ligne du vrai et du juste; et alors ceux qui ne me connaissent pas auront la preuve que, si je les ai soutenues, c'était pour remplir consciencieusement un devoir, par amour de l'équité, et non par une sotte et prétentieuse vanité, ou par esprit de paradoxe.

Au reste, si l'on voit que j'ai motif de me plaindre de quelques journaux (*la Gazette des tribunaux* et *le Droit*), auxquels je suis personnellement inconnu, je n'en reconnais pas moins les services qu'ont rendus et que peuvent rendre ces écrits périodiques.

Dans la main de l'homme est le bien et le mal. Quelques horions injustement reçus ne changeront pas mes principes, car l'injustice nuit plus à celui qui la commet (par la presse) qu'à celui qu'elle prend pour victime. Je dirai donc toujours : Vive la presse! *quand même!*

Vieux soldat de nos luttes politiques, je dirai loyalement que trop souvent ces journaux sérieux et utiles se fourvoient dans des *bobêcheries* à l'endroit des débats judiciaires. Pourquoi des personnalités inutiles et nuisibles? Votre carrière est assez vaste, journalistes, car « *Les temps sont venus de parler et d'écrire franchement sur toutes les matières du bien public* ». (MILTON, *De la liberté de la presse.*)

Aujourd'hui le devoir m'y force : protégé par mes principes, [illegible] sans crainte dans [illegible] grand [illegible] du grand citoyen :

Qui a jamais vu que dans un combat libre et ouvert la vérité fût vaincue? (MILTON.)

§ Ier.

QUELQUES PRINCIPES GÉNÉRAUX SUR LA MÉDECINE LÉGALE

ET SUR

LES BLESSURES ET LEURS COMPLICATIONS (SUR-CAUSES).

> Judicium de lethalitate vulnerum ferre medicum pars est medicinæ forensis non seria magis quam intricata.
>
> MAUCHART, Præfatio, *Lethalitas per accidens*.

L'accomplissement d'un rigoureux devoir pour un honnête homme, la défense de la vérité et de l'équité, m'engage dans une discussion scientifique qui aura pour base une observation médico-légale recueillie dans l'exercice régulier de ma profession.

Je vais combattre *pro aris et focis*. A en croire certains narrateurs de journaux, je serais presque un thersite scientifique, un barbare, parlant un *patois* inconnu. N'importe, je vais entrer dans la lutte pour la défense de l'équité et de l'art avec de brillantes armes ; elles me seront fournies par des savants de tous les siècles et de tous les pays.

Je mets à l'avant-garde de mon ordre de bataille la grande majorité, pour ne pas dire l'unanimité, des hommes les plus compétents dans la matière scientifique en discussion. La concordance de leurs pensées formera de nombreux aphorismes, qui, répétés, démontreront par leur harmonie la solidité des principes qu'ils proclament.

Avec ces puissants auxiliaires, sous cette protection, je pourrai braver les traits envenimés du journalisme et les dédains de Messieurs du parquet pour un *simple médecin*. Ils font du favoritisme, comme les demi-puissants, en abaissant les uns pour élever les autres. Mais laissons de côté, pour le moment, ces misères du jour; écoutons la savante phalange.

« Chacun se fait une idée différente de la médecine légale. Le médecin ne la considère point comme le légiste. Le premier rapporte tout aux sciences médicales, et le dernier aux lois et à la jurisprudence. » (WORBE, *Journ. univ. des sc. méd.*, t. XXXVIII, p. 209.)

« En général on peut regarder comme blessures simples, légères, ou qui ne laissent après elles aucune suite, celles qui ne comprennent que la peau et les substances musculaires dans la direction de leurs fibres sans intéresser ni tendons, ni aponévroses, ni gros nerfs, ni vaisseaux un peu considérables, et pourvu aussi que le coup n'ait pas occasionné une forte commotion. Si ces plaies sont faites par un instrument tranchant tel qu'un couteau, un rasoir, etc., elles ne demandent pour guérir que la réunion, et d'être maintenues en contact. » (FODÉRÉ, *Traité de méd. lég.*, t. III, p. 264.)

« Ces lésions légères, pour la médecine légale, sont toutes celles dont l'action peut être déterminée à priori, la cause étant bornée à un effet local, et la blessure permettant même de prévoir et de déterminer l'époque d'une guérison parfaite, exempte d'infirmités. Ce sont les excoriations, les contusions bornées à la peau, au tissu cellulaire; les plaies qui doivent être guéries par la réunion, par première intention, par la suppuration, etc.; enfin, pour le dire d'une manière plus générale, l'action de toute espèce de cause qui aura produit un effet, mais peu sensible pour la vie et les fonctions de la partie lésée. » (BIESSY, *Manuel de médecine légale*, p. 70.)

« Or il n'y a de blessures mortelles pour la médecine légale que celles dans lesquelles la mort est survenue par un effet immédiat de la cause de la lésion, et qui aurait vaincu tous les soins et les efforts de l'art. » (BIESSY, *loc. cit.*, p. 45.)

« Les blessures mortelles sont celles à la suite et par l'effet intrinsèque desquelles la mort survient ou est survenue; et ce n'est que dans ce sens qu'en médecine légale une blessure est mortelle. Mais on doit encore distinguer les blessures en mortelles par elles-mêmes et mortelles par accident; en blessures graves de leur nature ou en raison de quelque complication, ou bien pour n'avoir pas été traitées à temps et convenablement. En effet, *la blessure la plus simple peut devenir grave si le sujet est cacochyme*, ou si, ayant négligé d'appeler bientôt du secours, il a donné lieu à l'inflammation et subséquemment à la supuration, ou si des soins mal dirigés ont produit le même résultat.

» Dans ces trois cas, le rapport donne le blâme à qui de droit, et la peine ne doit pas être si forte que si la plaie eût offert par elle-même de grands désordres. » (Fodéré, *loc. cit.*, tom. III, p. 249.)

« Tous les auteurs en médecine légale ont parlé de la distinction à établir entre l'effet immédiat de la cause criminelle et celle résultant des sur-causes ; mais il faut surtout s'attacher à ramener par l'analyse les blessures à leur état de simplicité première, c'est-à-dire à ne les voir que comme survenues chez un sujet sain, et ce qu'elles étaient au moment même où l'individu les a reçues. » (Biessy, *loc. cit.*, p. 26.)

« Certus, aliis vulnera, aliis curantis culpam, *aliis pertinaciam lethalemve aliquem morbum, clanculum alicubi in visceribus latitantem, mortem accelerasse.* Quorum abditorum morborum caussa, haud satisfuerit inquisivisse in naturam vulneris, nisi simul perscruteris corpus universum, ne inconsiderate adseveres, quemquam subiisse speciem ejus ut occisi quem sors sua peremit. » (Tulpii *Observat. medicæ*, p. 292.)

« Caussæ etiam aliæ intervenire possunt propter quas vulnerans homicidii reus nullatenus erit pronunciandus, quando nimirum læsioni, non ex vulneris ratione, sed ex peculiari et *propria mala corporis diathesi, alius morbus vel symptomata supervenerint graviora.* » (Got. Kannegiesseri *Instut. medic. legalis*, p. 239.)

« Pertinent itaque ad extraordinarias et individuales ejus modi constitutiones, facilem ad mortem viam sternentes. — 11. *Vomicæ aliaque apostemata interna clausa, hactenus ægrum forte vix gravantia...* Quid autem si vomica profunditas sita vulnere aperitur, dein si quoque mors sequeretur ejus modi vulnus, si quidem nullum vas sanguiferum majus eo læsum fuerit... His in casibus, quos vulnerator vix rescire potest, vulnus læve, non profundum, vel et parti alias non pertimescendæ inflictum, mortem arcessere potest; barbarum esset auctorem vulneris ideo damnare. » (Ploucquet, *Commentarius medicus ad processus criminales*, p. 77-80-81.)

« En fixant donc en grande partie la peine d'après les effets des blessures, et en rendant leurs auteurs responsables civilement de tout le dommage qu'elles ont causé, le législateur n'a pas prétendu, dans le premier cas, prendre pour mesure de la rigueur des accidents dépendant d'une cause étrangère au fait même qu'il a voulu réprimer; dans le second, il ne saurait avoir l'intention de mettre à la charge de l'auteur de la blessure des accidents subordonnés à la volonté du blessé, qu'il eût été au pouvoir de celui-ci d'éviter : car la loi n'exprime pas cette distinction, mais elle est établie par notre jurisprudence secondaire, qui supplée à leur silence à cet égard. C'est d'après le principe que je viens d'avancer qu'est attribué au jury le droit de décider si la cause ou la durée de la maladie provient des blessures. (Arrêt de la Cour de cassation du 7 nov. 1812.) La décision que doit prononcer le jury n'est probablement pas relative au point de doctrine médicale; elle ne peut que se rapporter à l'existence de faits dont l'influence sur la cause ou la durée de la maladie a été préalablement appréciée par des médecins. *Les experts appelés dans ces circonstances, après avoir constaté le délit, et établi le pronostic des blessures, c'est-à-dire prononcé sur leur durée et leurs suites, auront par conséquent* A DÉTERMINER SI L'ACTE DE VIOLENCE EST LA CAUSE DIRECTE DE TOUS LES EFFETS QUI L'ONT SUIVI. » (M. REIGE-DELORME, *Dict. de Méd.*, tom. III, p. 436, Béchet.)

« L'auteur de la violence n'étant responsable que des effets qu'elle était de nature à produire, on doit écarter tout ce qui tient à des circonstances accidentelles. Ces circonstances susceptibles d'aggraver les effets des blessures existent avant le moment où elles ont été reçues, *sont surtout des dispositions morbides qui n'attendent quelquefois qu'une impulsion légère pour donner lieu aux accidents les plus formidables;* elles modifient toujours d'une manière plus ou moins fâcheuse les effets. CERTAINEMENT ON N'ATTRIBUERA PAS CES ACCIDENTS A CELUI QUI N'A EU QUE LE MALHEUR DE LES PROVOQUER. » Cette matière étant délicate à traiter, le même auteur ajoute avec raison : « On voit que pour apprécier ce genre d'excuse il faut considérer la nature de la violence exercée et les effets qui en auraient été la conséquence inévitable. » (M. RAIGE-DELORME, *loc. cit.*, p. 443.)

« Il y aura toujours contradiction dans les jugements qu'on portera sur la gravité des blessures tant que ces jugements ne s'appuieront que sur des autorités, ou sur l'importance de l'organe lésé, et non sur le fait seul de la lésion, analysée et réduite à la juste valeur de la cause et de son effet. » (BIESSY, *loc. cit.*, p. 15.)

« Ne nous livrons point cependant aux extrêmes, mais conservons de sages limites et des principes justes. L'étude attentive de la matière m'a déterminé à rejeter toute division de blessures, et à ne les considérer comme simples ou graves que d'après leur siége et leur terminaison prévue dans la plus grande partie des lésions absolument locales ; enfin, à n'envisager une plaie que comme grave, tant que l'événement n'aura pas prouvé qu'elle fût mortelle, et que l'ouverture du cadavre n'aura pas démontré que la mort a été le résultat immédiat de la lésion d'une partie ou d'un organe, par un effet direct de la cause qui fût au dessus de tous les secours de l'art ; en un mot, à ne jamais envisager ou présenter comme mortelle une blessure quelconque, lorsqu'elle aurait pu parvenir à une terminaison heureuse *sans l'intervention d'une cause étrangère au fait que la loi réprime.* » (Biessy, *loc. cit.*, p. 26.)

Fodéré observe : « Ce qui n'aurait été que blessure simple ou même coup ne pourra-t-il pas devenir meurtre ? (par l'effet de sur-causes); ce qui n'aurait été suivi d'aucunes lésions de fonctions, d'aucune incapacité de travail personnel, ne pourra-t-il pas devenir entre les mains de l'impéritie un motif de peines afflictives ou infamantes plus ou moins graves ? Que de procédures ensevelies dans la poussière des greffes attestent la vérité de cette observation ! »

Le docteur Biessy ajoute : « Mais a-t-on pris les moyens nécessaires pour prévenir ces dangers ; pour prémunir les juges contre ces funestes erreurs ? A-t-on tracé aux médecins chargés du rapport une ligne de démarcation entre l'effet produit par la cause criminelle et celui acquis sous des influences étrangères ? Quelle base a-t-on donnée aux jurisconsultes et aux magistrats pour discerner la vérité simple d'un fait médical ?....

» Pour réfuter ce principe que toute blessure doit être considérée dans sa nature simple, intrinsèque, chez un sujet sain, sans sur-cause, qu'on ne dise pas que tout s'enchaîne dans la nature ; que sans l'action première une seconde ne serait pas survenue ; que dans ce cas, et de conséquences en conséquences, l'accusé devient l'auteur de la dernière : *si quidem quod est causa causæ et causa causati*, la raison répondrait pour moi : 1° que toute action est nécessairement déterminée dans son effet par le produit seul de la cause ; 2° qu'une blessure quelconque tend essentiellement à sa guérison et y arrive par la succession naturelle de ses périodes, dans un temps constamment le même, lorsque rien n'en dérange la marche, n'en intervertit le cours ; 3° que pour celles qui ont produit la mort ou une cause prochaine de mort, l'effet en est également déterminé par la lésion même, par sa nature et son siége ; 4° que l'observation doit rappeler ici ce que dit M. P.-R. Piorry dans le *Dict. des scienc. médic.* : « Une circonstance qui mérite quelque attention dans la chirurgie des peuples sauvages, c'est la facilité avec

laquelle leurs plaies se guérissent.» (Art. *Médec. des peuples sauvages.*)
«Je pense que les lésions pour cause externe, chez ces peuples, étant dégagés des sur-causes et peu influencées par les affections morales, trouvent dans leur état de lésions simples cette cause d'une prompte guérison. En effet, il est démontré et clairement établi en médecine *qu'il existe chez différents individus des causes éloignées de maladie, comme des causes d'une mort inévitable dont l'effet peut être brusquement développé par la circonstance même la plus légère.* » (Biessy, *loc. cit.*, p. 36-37.

« En définitive, il est du devoir de l'expert de faire connaître toutes les circonstances qui ont influé sur les résultats de la blessure, en laissant aux jurés le soin de les qualifier.

» Sous le titre de circonstances atténuantes (médicalement parlant), qui correspond à l'art. 463 du Code pénal, nous rangeons les blessures qui n'entraînent une incapacité de travail de plus de 20 jours que par des circonstances accidentelles ; de ce nombre sont :.. 4° *les maladies ou infirmités co-existantes.* » (Alp. Devergie, *Med. lég.*, t. II, pag. 142-144.)

« Il faut que le médecin expert se borne à bien décrire ce qu'il a vu, et ne tire jamais de conséquence plus étendue que les prémisses qu'il a puisées dans les principes de son art. » (Worbe, *loc. cit.*, t. XXXVII, p. 209.)

« De l'exactitude rigoureuse de la décision de l'expert dépend la juste application de la loi. Le texte de celle-ci peut lui demeurer étranger, puisqu'il ne doit prononcer que sur le fait matériel, indépendamment du caractère de malveillance qui l'accompagne. » (Raige-Delorme, *Dict. de Méd.* [Béchet], t. III, p. 434.)

« Le doute philosophique n'est pas permis à l'homme de l'art lorsque, s'étant assuré des signes certains et caractéristiques d'une cause quelconque, il a acquis la conviction raisonnée et éclairée de son effet. *Qu'on ne m'oppose point la latitude des possibles pour produire les mêmes résultats.* » (Biessy, *loc. cit.*, p. 279.)

« M. le procureur du roi près le tribunal de Strasbourg disait avec beaucoup de justesse que les gens de l'art *étaient commis, non pour faire naître des doutes, mais pour les éclaircir.* » (*Dict. des scien. médic.*, art. *Médecine légale.*)

« Les hommes de l'art sont toujours assurés de produire un très grand bien en mettant sous les yeux des ministres de la justice toutes les raisons et tous les faits propres à les éclairer sur la gravité réelle et intrinsèque du délit. Quel poids, quelle balance ont les juges pour proportionner les peines à la gravité intrinsèque de la blessure, autres *que la conscience et les lumières des gens de l'art?* » (Fodéré, *Méd. lég.* t. III, p. 247.)

« Pour l'homme de l'art, sa conscience seule, ses connaissances, les principes de l'art, en un mot les signes sensibles qu'il a reconnus, doivent le diriger. » (Biessy, p. 279.)

« Le diagnostic doit être uniquement fondé sur des signes sensibles et certains. » (Biessy, *loc. cit.*, p. 264.)

« Il ne faut pas, en général, que les médecins qui ont prouvé leur savoir regardent leurs confrères, ni même leurs maîtres, comme des cours souveraines : *la grandeur de la renommée ne fait pas essentiellement la vérité.* » (Worbe, *loc. cit.*, t. XXXVIII, p. 197.)

« Le conseil supérieur d'Arras réhabilitant la mémoire de Montbailly, ajoutant ladite Cour les paroles mémorables suivantes, qui, ainsi que le dit Fodéré, devraient être gravées au frontispice de tous les rapports et dans l'enceinte de tous les tribunaux : « Enjoint à tous les mé- » decins et chirurgiens nommés pour la visite des cadavres de faire l'ou- » verture de toutes les parties du corps par lesquelles il serait possible » de reconnaître les causes prochaines ou éloignées de la mort, de les » exprimer, ainsi que les motifs et les raisons de science sur lesquels ils » établissent leurs opinions. » (*Causes célèbres*, t. Ier.)

« D'après ce que nous avons dit des accidents consécutifs ou étrangers aux blessures qui peuvent survenir dans le cours du traitement, *n'est-ce pas le médecin qui a procédé au premier examen, s'il a été exact et bien circonstancié, n'est-ce pas lui qui peut le mieux établir le peu de liaison que présentent ces mêmes accidents avec le fait principal que la loi réprime?* » (Biessy, *loc. cit.*, p. 142.)

« Pour que le rapport en justice remplisse entièrement son objet, il doit établir d'une manière positive, sans incertitude, sans équivoque, tous les signes sensibles observés et propres à faire connaître la cause générale ou particulière qui a dû opérer l'effet dont on se plaint. Il doit faire sortir de cette cause seule, réduite à cet effet unique, l'acte produit, sans aucune considération des accidents qui pourraient survenir par le fait du plaignant, des assistants, *ou même des circonstances dans lesquelles le blessé se trouverait placé.* Enfin il doit signaler avec précision ce que cet effet sera par lui-même, dégagé de toute complication autre que celle résultant de la nature particulière de la cause qui l'a produite, du siége sur lequel l'action de celle-ci s'est portée. » (Biessy, *Manuel de médecine légale*, t. Ier, p. 9.

« Durant le traitement d'une blessure il peut survenir une maladie; il faut isoler les symptômes de la maladie survenue d'avec ceux de la blessure. *Ainsi une pleurésie aiguë ou chronique peut compliquer une blessure à la poitrine.* » (Fodéré, *loc. cit.*, t. III, p. 265 et 268.)

« Les circonstances qui peuvent rendre une blessure mortelle ou la faire empirer se réduisent aux quatre accidents, savoir :

» 1° A la constitution individuelle du blessé, *ou à ses maladies antécédentes ou coexistentes ;*

» 2° Aux passions du malade, à sa négligence ou à celle des assistants;

» 3° A l'insalubrité de l'atmosphère, ou du local, ou de la saison ;

» 4° A l'ignorance ou à la négligence de l'homme de l'art qui a traité le blessé. » (Fodéré, *id.*, p. 265.)

« Il n'est pas rare, dit Heister, que le mauvais état du corps rende incurables des plaies qui auraient guéri sans difficulté dans des sujets sains et robustes. » (Heister, *Inst. de chirur.*, t. Ier, p. 48.)

« Les plaies ne deviennent quelquefois dangereuses et ne s'accompagnent de symptômes fâcheux que par des circonstances étrangères aux plaies elles-mêmes, et qui n'ont avec elles aucun rapport. *Tantôt c'est la disposition du sujet malade*, tantôt la nature du pays qu'il habite, tantôt le caractère d'une épidémie régnante, qui décident des accidents qu'il éprouve, et qu'il n'essuierait pas s'il eût été frappé de la même manière sous un concours de circonstances différentes. » (Dumas, professeur de la faculté de Montpellier, *Recueil de la Société de santé de Lyon*, p. 375.)

« Les cas de mort à la suite des blessures simples, mais accompagnées d'accidents, ne sont pas rares : ceux-ci veulent être décrits non seulement avec la plus stricte vérité, mais encore avec un soin extrême, parce qu'il est peu de personnes qui se donnent la peine de rechercher et de suivre les faits, et *que généralement alors on ne voit que la mort qui est survenue chez le blessé.* On ne peut pas même concevoir que ce terme fatal fût également arrivé lors même que l'individu n'aurait pas été blessé. » (Biessy, *loc. cit.*, p. 48.)

« Dans les blessures mortelles par accident, *les accidents peuvent dépendre d'un état organique du blessé.* Alors l'auteur de la blessure ne peut être responsable de lésions qu'il n'a pas dû prévoir, et qui sont tout à fait indépendantes de sa volonté. » (Briand, *Méd. lég.*, p. 301.)

« Si morbus antecedens, et adhuc sub accepta læsione adventitia persistens, directe et ex se produxerit symptomata lethalia, ab illis symptomatibus, quæ ab adventitia læsione solent pendere, aliena tunc morbus ille præcedaneus causa mortis meretur dici, quam læsio adventitia. » (Bohnius, *De vulnerum renunciatione tractatus.*)

« *Lethalitas per accidens.*—Talis, sive phænomenum aliquot interveniens, quod a conditione læsionis aut læsæ partis, sed ab aliis supervenientibus. E tali ergo nemo læsorum perit; itaque, si læsionem quamcumque ab extus vel intus illatam, in se consideratam et in sua natura, recte dijudicaveris, tanquam nec absolute, nec per se lethalem, *æger tamen cum hac læsione* (sed non ex illa) diem obeat supremum, necesse est vel aliam mortis causam intervenisse internam a prima læsione, de cujus lethalitate quæritur, directe non pendentem, vel plures externas se causas adjunxisse novas, quæ futurum primæ læsionis eventum salutarem perverterint in funestum. » (MAUCHART, *loc. cit.*, p. 5 et 6.)

« Mais le plus souvent une cause efficiente, active, telle qu'une lésion grave, produit ou devient une complication nouvelle pour une cause éloignée de maladie, qui, sans cette circonstance, eût été susceptible de guérison. Dans cette dernière hypothèse il n'en est pas moins indispensablement nécessaire que le médecin au rapport établisse, par les signes certains et caractéristiques de chacune de ces deux causes d'altération, celle qui a évidemment occasionné la mort. — Les médecins qui ont fréquenté quelque temps les tribunaux, ceux qui ont étudié les codes criminels, jugeront de quelle importance il est, en médecine légale, de s'appesantir sur ces distinctions, et de déterminer à son seul pronostic de blessure simple ou dans son action unique le fait quelconque que la loi réprime. » (BIESSY, *loc. cit.*, p. 39.

« J'avais déjà fait voir le danger qui existe à ne pas réduire la blessure à son effet seul. C'est donc avec beaucoup de justesse et de sagacité que Berlier, Corsiny et Pelet, ont dit dans leurs discours sur le Code pénal : Tout délit de police correctionnelle peut, avec une circonstance de plus, s'élever à la qualité de crime; et tel crime peut, avec une circonstance de moins, n'être plus qu'un délit. » (BIESSY, *loc. cit.*, p. 10.

Ambroise Paré et Devaux ont tenté de présenter la médecine légale pratique d'après cette méthode simple, facile, et surtout équitable.

On ne saurait trop méditer l'observation suivante de Morgagni, cet homme si éminent dans l'art :

« Agricola annos natus circiter triginta, temperamento bilioso, in sinistra scapula cæsim ad secundam usque costam prope vertebras ingenti vulnere sauciatus, in idem quod superius dixi nosocomium excipitur. Ibi, cum a Paulo Piella, medico et chirurgico præstantissimo, diligenter curaretur, sputo sanguineo, tussi, difficili respiratione, cum pulso debili ec frequenti crebrisque animi defectionibus, correptus, his omnibus invalescentibus, obire circa nonum diem mortem posse videbatur. Sed, eo die exacto, et symptomatibus nonnihil remittentibus, vulnus quoque ipsum in melius inclinabat, cum, prope decimum septimum repente, quamvis sine inflammatione, vulnus intumuit, febrisque vehemens, cum pulsu languido et diffuso per universum corpus rigore, sensus ponderis in thorace, laboriosus anhelitus ac purulentæ urinæ accesserunt, et post hæc mors denique die ab accepto vulnere vigesimosexto. Thoracis dissectio instituitur cum Petro Molinellio, et Francisco Guicciardino, ejus nosocomii medico assistente. Cum, sterni exsecandi causa, culter in dexterum thoracis cavum pervenit, illico multus exsiluit humor, lactis sero non valde absimilis, quo in humore pulmo natabat. Illo exhausto, cavea in hoc inventa est sinuosa, purulentæ materiæ plena, hianti ore cum eo communicans thoracis cavo; alterum autem, id est sinistrum, cavum thoracis, quod vulneri, ut indicatum est, respondebat, nec purulentæ materiæ quidquam et pulmonem omnino illæsum ac sanum continebat. Livebat quidem ea pleuræ pars quæ vulneri proxima erat; sed nullum prorsus habebat foramen : nec vulnus, summa diligentia penitus exploratum, ultra secundam ipsam costam introrsum pervenerat.

»Symptomata quæ dum ægrotationis historiam legeres, a vulnere esse existimaveris in thoracis cavum perveniente, dissectione perlecta, a pulmonis inflammatione, suppuratione, et hanc secuto empyemate fuisse, intelligis. *Itaque, ut in cæteris ægrotantibus, sic in vulneratis quoque, non omnia semper imputanda sunt primo evidentique morbo, sed huic posse alium qui ab eo non pendeat adjungi cogitandum est;* quoque, non omnia semper imputanda sunt primo evidentique morbo, sed huic posse alium qui ab eo non pendeat adjungi cogitandum est; et vel quando symptomata a primo esse videntur, num ab adjuncto aliquo potius sint suspicandum et diligenter inquirendum, velut his ex indiciis, quorum fortasse nonnulla erant, inflammationis, non ad sinistrum qua ex parte erat vulnus, sed ad dexterum pulmonem, spectantis. » (MORGAGNI, *De sedibus et causis morborum*, l. III, p. 121.)

§ II.

BLESSURES AVEC SUR-CAUSES.

OBSERVATION.

PLAIE SIMPLE DU THORAX. — OPÉRATION TRAUMATIQUE SECONDAIRE DE L'EMPIÈME. — MORT PAR SUR-CAUSE.

(DÉCLARATION FAITE DEVANT LE JURY.)

Le 24 mars 1844, vers dix heures du matin, je fus mandé chez Constantin, mécanicien, établi depuis plus de trente ans rue des Trois-Cannettes, dans la Cité, où cette honnête, laborieuse et bonne famille, vivant dans l'union, jouit de la considération générale. Je trouve Constantin père au lit; il se plaint d'avoir été maltraité par son fils, qui a dû lui porter un violent coup dans le creux de l'estomac. Cette région du corps n'offre aucune trace de contusion; lorsqu'on la comprime, le malade témoigne de la douleur. Il y a de l'accélération dans le pouls, de la chaleur à la peau, de l'anorexie, et une sorte d'agitation générale. Quelques sangsues, des cataplasmes émollients, des lavements, des boissons adoucissantes, la diète, le repos, sont prescrits, et quelques jours après cette indisposition était dissipée.

Au moment où je sortais de chez Constantin père, on me prie d'entrer dans une maison voisine; j'y trouve Constantin fils (homme âgé de 37 ans) au lit. Je lui adresse des reproches sur sa violence envers son père; il proteste de son innocence; il me demande si moi, qui le connais depuis sa jeunesse, et qui lui accorde de l'estime, je le crois capable de cette action coupable! « Il est pourtant possible, ajoute-t-il, que, lorsque je me suis trouvé près de mon père, je l'aie fortement repoussé avec le bras; oui, c'est possible. » A ma demande : « Qu'avez-vous? » il me répond : « Je suis blessé dans le dos; *mais cela n'est rien : je guérirai vite*. Ce qui m'afflige, c'est d'avoir été frappé par mon père. »

J'observe que je ne vois pas de sang : on me répond qu'on a changé le blessé de vêtements. Je me les fais représenter : ils sont imprégnés de sang, *qui n'a pas pénétré jusqu'au vêtement extérieur, et qui ne s'est pas répandu sur le sol.* Par prévision, je fais mettre les vêtements de côté, et ce sont ceux qui sont sous les yeux de la cour.

Situation du blessé. — Il est couché, sans altération des traits, le pouls calme, naturel. Je constate dans le dos deux blessures linéaires, perpendiculaires à la direction des côtes, longues de 2 à 3 centimètres, ayant leurs extrémités inférieures aiguës, bien tranchées, et leurs extrémités supérieures obtuses, comme arrondies; l'une est située sur la région scapulaire gauche, et l'autre, un peu plus longue, à 1 centimètre de la septième vertèbre. Elles sont rapprochées et maintenues par de petites bandelettes de diachylon gommé, appliquées dix à douze heures avant ma visite par un homme de l'art, qui avait été appelé au moment de l'accident; ces bandelettes étant dérangées, je les retire pour les replacer plus exactement. Les plaies n'ont pas laissé échapper une goutte de sang depuis leur réunion. Les bandelettes enlevées, il ne sort ni sang ni air par les plaies, quoique j'engage le malade à faire de grands et rapides mouvements de respiration; il n'y a ni ecchymose, ni emphysème, autour des plaies. Le blessé a une petite toux qui lui est habituelle; mais il n'expectore qu'une petite quantité de mucosités blanches, qui n'offrent pas une trace de sang : car, dans cet instant, et les jours suivants, je les examine avec beaucoup d'attention. Ces plaies sont donc très simples.

Je prescris le repos, la diète et les boissons pectorales.

Etat antérieur du blessé. — Depuis des années médecin de la famille, j'ai été consulté à plusieurs reprises par Constantin fils, qui se plaint depuis long-temps du côté droit de la poitrine. Je l'ai plusieurs fois percuté, ausculté; à l'élévation de la région du foie, à la matité de la partie inférieure de la poitrine, à l'absence de tout bruit respiratoire dans cette région, à la petite toux dont est incessamment tourmenté le malade, à la coloration fréquente des pommettes, à des petits mouvements de fièvre, à la gêne de la respiration dans les grands mouvements, à la maigreur, à l'enfoncement des yeux dans leurs orbite, je pronostique une grave maladie du côté droit de la poitrine. Je conjure le malade, auquel je porte intérêt, le connaissant depuis sa jeunesse, de se soigner. Il ajourne jusqu'à la terminaison de ses affaires de famille, qui le préoccupent; à mes instances il répond en se frappant le côté : « Oui, oui, cela sent le sapin. » Il continue de se livrer à ses travaux de mécanicien, mais en *amateur*, selon l'expression des personnes de sa profession.

L'état du blessé étant constaté, mon attention se reporte sur sa situation antérieure. Le blessé ressent, comme avant son accident, un poids incommode à la partie inférieure du côté droit de la poitrine; le foie est saillant de plus de huit centimètres; ce côté de la poitrine, dans plus de sa moitié inférieure et surtout postérieure est mate sous la percussion, et on n'y perçoit aucun bruit respiratoire : c'est évidemment la maladie que j'avais constatée antérieurement qui s'est étendue. Dans cette idée, je dis au blessé : « Votre malheur présent vous servira au moins à quelque chose : je vous soignerai ce côté dont vous vous plaignez depuis long-temps, et que vous négligez. » Et j'ajoute, pour augmenter sa confiance dans le peu de gravité de ses blessures : « Il eût fallu que l'entaille fût plus grande. elle vous eut guéri de votre ancienne maladie, en vous débarrassant de l'eau que vous avez dans ce côté de la poitrine (1). »

Le blessé ressentant quelques douleurs vers la plaie de droite, des sangsues sont appliquées dans cette région; le repos, un régime alimentaire léger, sont continués, *et le neuvième jour les deux petites plaies sont parfaitement cicatrisées*. Ce jour le blessé se lève, descend dans la maison, mange plus qu'à l'ordinaire. Le lendemain il y a quelques frissons, la pression de la plaie de droite est douloureuse; le blessé est maintenu au repos et à la diète, des sangsues sont appliquées, et, profitant de cette circonstance pour traiter la maladie organique, je prescris un vé-

(1) « Dans son mémoire présenté à l'Académie de médecine, M. Faure s'était proposé cette thèse : L'empyème pleurétique, s'il n'obéit pas aux remèdes résolutifs, doit être traité le plus tôt possible par la ponction ; plus on attend pour opérer, moins on a de chances de réussite, c'est-à-dire que son meilleur remède est la ponction de bonne heure. Nous avons vu que c'était aussi l'opinion de Laënnec, et nous trouvons la même idée formellement exprimée dans Boyer. » (FABRE, *Dict. des dict. de médecine*, p. 515.) — Cette ouverture immédiate de la poitrine est un mode d'opérer préconisé comme préférable à tout autre.

« Je pense donc, dit M. le professeur Velpeau, que l'opération de l'empyème serait infiniment plus simple et tout aussi sûre si pour l'exécuter on traversait subitement et sans hésiter l'espace intercostal par ponction avec le bistouri. » (*Méd. opér.*, p. 726.)

sicatoire. Le malade éprouve une amélioration notable de cette médication. Il continue à ressentir de la douleur dans la blessure droite ; il se forme un empâtement sous-cutané ; des cataplasmes émollients sont appliqués, un gonflement se manifeste, de légers frissons surviennent, la région circonvoisine de la plaie est douloureuse, on sent de la fluctuation, la cicatrice se tend, on aperçoit à travers sa transparence la matière purulente ; j'incise la cicatrice avec une lancette, et il sort de cet abcès phlegmoneux la moitié d'une tasse à café d'un pus blanc, épais, crémeux, de bonne nature.

C'est le vingt-quatrième jour de l'accident.

Espérant que l'inflammation du foyer de cet abcès a pu activer celle de la plèvre, en hâter la suppuration, et qu'une ouverture de cette membrane donnerait issue à l'épanchement thorachique, pour ménager à la nature cette voie de guérison, que je pronostique, j'introduis dans la profondeur du foyer de l'abcès une mèche de linge enduite de cérat. Le quatrième jour, vingt-huitième de l'accident, une quantité considérable de matière séro-purulente, légèrement teinte en rouge, fait tout à coup irruption par la plaie. Le malade se trouve grandement soulagé ; l'écoulement continue. Deux jours après il y a des frissons, de la fièvre, de la toux fréquente ; et, les jours suivants, le malade étant allé en chemise dans l'escalier aux latrines, la toux redouble, et il vomit une certaine quantité de matière séro-purulente moins liquide et d'une couleur plus rouge que celle sortie par la plaie. (Deuxième vésicatoire.)

Depuis cet instant la faiblesse est extrême, la toux fréquente, avec expectoration abondante de crachats visqueux, gluants, sanguinolents ; sueurs abondantes, dévoiement, fièvre hectique (1).

(1) In quibus, nisi summa adhibeatur diligentia, protinus saniosa

Le malade succombe le quarante-deuxième jour de l'accident.

Ouverture du corps. — Amaigrissement extrême ; traces d'inflammations, avec suppuration dans le foyer purulent de la plaie du côté droit ; épanchement de plus d'un litre de matière séro-purulente rougeâtre dans le côté droit de la poitrine ; poumon aux deux tiers flétri, réduit à une sorte de membrane, et refoulé vers le haut de la poitrine ; adhérence des deux plèvres par de longues, fortes et fausses membranes (1).

illa collectio, tabem accessit, simulatque vero phthisis confirmata fuerit. (P. ÆGINETÆ lib. III, p. 61.)

« Voilà donc deux maladies, le catarrhe pulmonaire chronique et la pleurésie, qui simulent quelquefois la phthisie pulmonaire, de telle manière que le plus habile médecin ne saurait les distinguer avant l'ouverture du corps. » (M. le professeur CAYOL, *Biblioth. médic.*, t. XL, p. 268.)

M. le docteur Hatain était donc fondé à dire, dans son rapport judiciaire rédigé vingt-quatre heures avant la mort de Constantin : « Aujourd'hui tout semble annoncer une phthisie au troisième degré. »

(1) Ici se présentent deux importantes observations. 1° Il est évident que, si l'énorme épanchement que j'ai constaté à ma première visite, douze heures après les blessures faites, était aussi récent, la contiguïté des deux plèvres n'existant plus, inutilement ces deux membranes eussent exsudé le fluide albumineux plastique qui devient le rudiment des fausses membranes. Ces fausses membranes s'étaient donc formées au début de la pleurésie, et elles s'étaient distendues à mesure que le fluide de l'empyème avait éloigné de plus en plus les deux surfaces pleurales. 2° Si on dit que ces fausses membranes existaient avant les blessures reçues, et que c'est un épanchement de sang qui les a distendues, je réponds que les phénomènes observés réfutent cette assertion. Le propre des adhérences dans ce cas est d'empêcher l'épanchement de se faire à l'intérieur, et, s'il y a hémorrhagie, elle se fait presque toute au dehors. Eh bien ! chez Constantin, après les premiers instants, comme dans les plaies où la peau et les muscles sont intéressés, il n'est pas sorti une goutte de sang ! Sur cette matière les pathologistes s'expriment ainsi :

Point de trace d'affection tuberculeuse à la première vue.

« Pour bien distinguer les signes propres à la blessure des poumons dans les plaies de poitrine, il est important de connaître les différents états où ce viscère peut se trouver, c'est-à-dire s'il est adhérent ou non adhérent à la plèvre, parce que les accidents alors sont différents. » (*Sue le jeune*, note à Ravaton, t. II, p. 131.)

M. le professeur Ph. Roux a publié un mémoire *sur les avantages de l'adhérence du poumon aux parois de la poitrine lors des plaies pénétrantes de cette cavité*, dans lequel il dit : « Les pathologistes même paraissent n'avoir que très légèrement pressenti jusqu'à quel point l'adhérence plus ou moins parfaite des poumons avec les parois thorachiques pouvait modifier quelques uns des phénomènes les plus importants des plaies de poitrine. » (*Mélanges de chirurgie*, p. 78.) Cependant en 1767 Ledran écrivait : « Le sang que le malade crache prouve que le poumon est blessé. *S'il est adhérent à la plèvre, il ne se fera pas d'épanchement de sang dans la poitrine.* » (*Consultations de chirurgie*, p. 78.) Encore une fois Constantin n'a pas eu un crachat sanguinolent, et il n'y a pas eu hémorrhagie par les plaies.

Voyez de quel poids peuvent être les *assertions*, les *affirmations* de M. Ollivier (d'Angers) sur la *vraisemblance* de la pénétration de la plaie. Peut-être a-t-il en réserve de *nouvelles expériences*, qui, comme dans l'affaire Peytel, lui feront encore répéter ce qu'il disait d'une expression qu'il avait employée, et qu'il condamnait. « *Cette expression est vague et trop générale, et ne précise aucunement* une idée positive. » (M. Ollivier d'Angers, *Consult. médico-légale sur un cas de blessure*, Paris, 1839.) Et j'ajouterais : Elle ne peut pas servir de base à un jugement certain, tel que doit en émettre un médecin juré *circonspect et sans présomption*, pour guider la conscience des juges.

Voilà un élu des parquets, qui poussent des cris de détresse (suivant les journaux *trombonneurs*), comme les enfants dans les ténèbres, quand ils sont privés de ce flambeau scientifique.

Et nous sommes en France des milliers de médecins praticiens contre un de ces petits aristocrates scientifiques qui voudraient cependant nous imposer leur joug !

Je reviendrai sur ce sujet, « car la vérité a besoin de tout son éclat pour mettre à découvert l'erreur, qui ne manque jamais d'artifice et de détours.» (Prevost, *Avert. à la trad. des lettres de Cicéron*.)

En attendant, qu'on se rappelle ce jugement : « M. Ollivier (d'Angers) est d'autant moins excusable d'avoir accepté une mission de compétence toute chirurgicale, qu'il ne s'occupe pas spécialement de chirurgie. » (*Encyclop. des sciences méd.*, 19e livrais., p. 289.)

Dans la circonstance présente je dirai : M. Ollivier est d'autant moins excusable de faire revivre le faux dogme *de la vraisemblance*, que dans le rapport il dit : *Qu'il n'a pu suivre les traces de l'instrument vulnérant.* Qu'a-t-il donc vu ? un fluide *séro-rougeâtre, sanguinolent !* et, sur ce, il met en avant la *probabilité !* Il suffit de lui répondre par ses propres paroles : « *C'est une pure assertion, rien ne justifie une pareille conclusion.* » (M. Ollivier, *loc. cit.*, p. 22.) Dans les assertions de l'Alcoran vivant de la médecine légale, il n'y avait que *probabilités*, point de *certitude.* A cette occasion les journaux *trombonneurs* de déplorer l'absence de cette lumière. Mais quand elle eût été présente, qu'eût-elle illuminé ? *Rien, rien.* N'importe ; il fallait *trombonner* le protégé absent, et ne pas oublier la ritournelle, *vexat censura columbas*, sur un ton niaisement facétieux. Mais heureusement qu'aujourd'hui la colombe peut se défendre *unguibus et rostris*, sans être un aigle, contre un geai paré des plumes du paon, sauf l'aigrette (c'est l'espèce *alopex*, ou à faux toupet ; oh ! quel toupet !) et à la langue *garrulente* (en bon français *blag....*), ou contre ces petites harpies qui à l'approche des échafauds sentant le cadavre, prennent ce que le mauvais goût nomme leurs spirituels ébats !

§ III.

RÉSUMÉ.

D'après cette exposition, avec l'appui d'une imposante masse d'autorités scientifiques, on peut logiquement affirmer

1° *Que les deux blessures étaient simples dans leur nature intrinsèque et sans aucun danger.*

En effet, les plaies de poitrine se divisent en plaies simples et en plaies pénétrantes. Ce n'est que par l'absence des signes de la pénétration, et non par la sonde, que la différence s'établit (1). Les signes de la pénétration sont · la sortie

(1) « Nous n'avons point de signe pour connaître que la plaie ne pénètre pas, mais les signes de la plaie qui pénètre nous servent pour connaître si la plaie ne pénètre pas. Car, comme, les signes de la plaie pénétrante étant présents, on est assuré de la pénétration, ainsi, quand les signes n'y sont pas, on connait que la plaie ne pénètre pas. »(*OEuvres chirurgicales* de GERMAIN COURTIN, in-fol. page 677.)

« Si les plaies de poitrine étaient pénétrantes, y eût-il épanchement, ce n'est pas la sonde qui le ferait connaître, ce sont les symptômes. » (J.-L. PETIT, *Trait. des mal. chir.*, tome I, page 160.)

« L'emploi de la sonde pour connaître la pénétration des plaies dans la poitrine est inutile et même dangereux ; il peut nous induire en erreur. Dans ce cas, les symptômes et les accidents qui se manifesteront peuvent seuls régler le pronostic. » (BELLOC, *Méd. lég.*, page 291.)

« Il est admis que ce ne serait pas toujours impunément qu'on chercherait à faire parvenir au delà des parois pectorales un stylet ou autre corps explorateur, pour s'assurer de la pénétration des plaies de poitrine. » (M. le professeur PH. ROUX, *Mél. de chirur.*, page 82.)

Un juré, voulant s'assurer si la certitude de la non-pénétration de la plaie était bien acquise, demande « *si j'ai sondé la blessure.* »

de l'air par la plaie, l'emphysème; la sortie d'un sang rouge, écumeux; l'expectoration sanguinolente, ou l'épanchement dans la poitrine du sang fourni par la lésion de l'artère intercostale ou des vaisseaux profonds du poumon, suivi d'une grande oppression, d'altération des traits du visage, de petitesse et fréquence du pouls, syncopes, sueurs froides (1). Les deux plaies faites à Constantin fils n'avaient

Ma réponse étant basée sur les principes ci-dessus, l'honorable président des assises, M. Grandet, en appuie avec impartialité la justesse. Cependant de cette règle générale il ne faut pas faire une règle absolue, car il est des cas où il est nécessaire de sonder les plaies de poitrine.

Observation de Mayer. — « En 1801, un jeune homme âgé de 17 ans fut apporté le soir chez M. Mayer; sa figure était pâle, sa voix faible et languissante. Quelques gouttes de sang épanché dans la partie des vêtements qui correspondait aux 9e et 10e côtes indiquaient qu'il avait été blessé à la poitrine. Le blessé était persuadé que le fer d'une lime qu'il portait dans sa poche lorsqu'il était tombé sur la glace avait pénétré dans son corps; la plaie était petite et resserrée, et on ne retrouva que le manche de la lime. On sonda la petite plaie, et on sentit sous la sonde un corps dur et mobile. La lime fut extraite. Il sortit aussitôt de la plaie 4 onces de sang, *et la même quantité de sang fut vomie par la bouche.* — Ensuite il sortit un grande quantité de pus par la plaie du thorax et par l'expectoration, et le blessé fut 5 mois à se rétablir. » (MAYER, *Tractatus de vulneribus pectoris penetrantibus. Petropoli*, 1823, in-4. *Analyse de J. Desruelles.*)

(1) « Les signes qui adviennent quand le poumon est blessé sont effusion de sang plein d'escume, et toux continuelle et difficulté de respiration et doleur de costes; on peut cognoistre quand la plaie pénètre par l'application de coton bien carpiné dessus l'orifice de la plaie, et par approcher une petite chandelle ardante près de la plaie, car la flamme d'icelle se mouuera et pareillement le coton. » (DE VIGO, *Traicté des plaies*, p. 140, édit. 1537.)

« Si le poulmon est atteinct, le blessé a difficulté de respire, et souuent inspire : souuent jette par la bouche un sang escumeux, et par la plaie un sang vif et rouge, avec un vent qui bruit. » (*La chirurgie françoise de* Jacques GUILLEMEAU, p. 34.)

« Si la playe est pénétrante, que tu connoistras parce que son souffle est par la playe et principalement quand on lui bouche les narines et aucun de ces deux caractères, et n'intéressaient que la peau et les muscles ; elles se sont cicatrisées comme des plaies simples, et si celle du côté droit a eu des suites secondaires, c'est qu'elle a atteint des tissus déjà dans un état pathologique d'où est résultée une inflammation phlegmoneuse (1),

la bouche, et à ce que sent une pesanteur au dedans environ le dyafragme, *et qu'il crache du sang en toussissant.* » (*La Cyrurgie de maistre* Guillaume de SALICET, le second traicté, ch. XII.)

« Le signe principal qui monstre que la playe pénètre, c'est quand le vent sort par la playe en bouillonnant, douleur piquante, pleurésie, pouls dur, tendu ; toux perpétuelle, crachement vermeil et escumeux qui se fait soudain et après la playe. » (GERMAIN-COURTAIN, *loc. cit.*)

« L'air qui sort par la plaie de la poitrine ainsi que le sang écumeux pendant l'expiration, l'emphysème des environs de la plaie, l'expectoration sanguinolente, l'oppression et la difficulté de respirer, sont les signes ordinaires des plaies pénétrantes de poitrine. » (BELLOC, *Méd. lég.*, p. 291.)

« Si une plaie pénétrant dans la poitrine est accompagnée d'angoisse et d'étouffement, que la respiration soit courte et entrecoupée, qu'il y ait des syncopes et des sueurs froides, il est certain qu'il y a des gros vaisseaux ouverts qui fournissent beaucoup de sang. » (FODÉRÉ, *loc. cit.*, t. III, p. 334.)

« Les signes de la blessure des poumons sont *le crachement subit et la sortie par la plaie d'un sang vermeil et écumeux, et l'emphysème.* » (BOYER, *Maladies chirurgicales*, t. VII, p. 259.)

(1) « Diximus in vera pleuritide non solum pleuram, sed etiam musculos mesopleuricos internos inflammari, quia impossibile est quin inflammatio membranæ musculis contiguis communicetur. » (LAZARI RIVERII *Opera medica*, p. 248.)

« Le tissu cellulaire qui unit la plèvre aux muscles intercostaux devient quelquefois le siége d'un engorgement inflammatoire dont la terminaison par suppuration donne lieu à un abcès qui a son siége entre la plèvre qui forme la paroi interne du foyer purulent, les muscles intercostaux et les côtes qui en forment la paroi externe. L'engorgement auquel cet abcès succède est produit quelquefois par une cause externe, comme une contusion, une plaie. Quelle que soit la cause de cet engorgement, sa marche est tantôt aiguë, rapide, et tantôt lente et chronique : dans le premier cas, le malade éprouve dans l'endroit où l'abcès dont le foyer est devenu une cause excitante pour le foyer en suppuration de l'empyème qui tendait à faire irruption entre les côtes (1); ressource de la nature dans ces cas gra-

doit se former une douleur vive, profonde, accompagnée de fièvre, de gène dans la respiration et d'une toux sèche. Ces symptômes se soutiennent au même degré pendant plusieurs jours; ensuite ils diminuent, et le malade éprouve des frissons irréguliers : bientôt il se manifeste à l'extérieur, dans l'endroit qui a été constamment le siége de la douleur, un engorgement pâteux qui augmente de jours en jours, et dans lequel la fluctuation ne tarde pas à se faire sentir. » (Boyer, *loc. cit.*, p. 331.)

(1) « G. Hébenstreit croyait qu'il serait peut-être utile de recourir aux cautères et aux sétons avant de pratiquer la paracentèse, *parce que le pus et la sérosité ont une très grande tendance à faire irruption par les points qui leur offrent le moins de résistance.* » (*Note* à la page 398 de *la Chirurgie de* Bell et Sprengel, tome IX, p. 78.)

« Une des terminaisons heureuses de l'empyème est celle dans laquelle la matière de l'épanchement se fait immédiatement jour en dehors, en formant une tumeur qui s'ouvre sur quelques points de la circonférence de la poitrine. » (Rullier, *Dict. des sciences méd.*, tome XII, p. 69.)

« Dans quelques cas, le liquide épanché dans la poitrine se fraie une voie à travers les parois de la poitrine. Dans ce dernier cas, on voit apparaître un ou plusieurs abcès à l'ouverture desquels il s'écoule un liquide purulent. » (M. Fabre, *loc. cit.*, p. 416.)

Observation. — Celle dont parle Balduin Rousset, dans laquelle un empyème guérit parfaitement, après s'être frayé de lui-même une issue au dehors. » (*Epistolæ, Leid.*, 1590.)

« *De empyemate feliciter curato.* — Juvenis generosus, decem-septimorum annorum tolerata febre acuta, cum æstu atque doloribus in latere sinistro stipata, incidit in diarrhæam. Deprehendi ægrum gibbosum, viribus plane destitutum, et sinistro pectore tumorem quemdam, ex quo materiam purulentam in pectoris cavitate fluctuari suspicabar. Quare adplicui emplastrum, ex quo maturatus ille tandem lanceola incidebatur, et plorabat insignem materiæ purulentæ quantitatem; ex hac porro apertura aer spirabat. Elapsis octo diebus duorum ab hac incisione digitorum latitudine, altera sponte adparuit apertura, pariter in pectoris cavitatem penetrans. Æger intra annum dimidium perfecte convaluit ». (Fred. Hoffmanni *Opera*, t. IV, p. 143.)

Observation. — « Un tambour du régiment de Périgord, âgé de ves. La blessure, en favorisant cette solution, aurait pu être salutaire au blessé. Mais ici est arrivé ce qui arrive toujours : ou l'ouverture de l'empyème assure la guérison, ou elle hâte la fin du malade. C'est par cet enchaînement que cette plaie, simple de sa nature, a hâté, précipité la terminaison fatale de la maladie très grave, mortelle (à cause

26 ans, fut porté à l'hôpital de Landau le 27 avril 1791, atteint d'une forte inflammation de poitrine. Le 8 juin, à la suite de grands efforts que le malade faisait pour cracher, il parut une tumeur au côté gauche du sternum, environ vers la 5e des vraies côtes, en comptant de haut en bas.... Cette maladie reconnue, je me déterminai à faire l'opération de l'empyème au lieu de nécessité, c'est-à-dire à l'endroit où paraissait la tumeur. Il s'élança une quantité prodigieuse de matière purulente : le malade se sentit soulagé, et tout cessa. — Le malade sortit bien guéri le 17 juillet, deux mois vingt jours après son entrée à l'hôpital. » (*Pratique moderne de la chirurgie*, RAVATON, tome II, p. 91.)

Après ces observations, Ravaton ajoute : « Au reste ces guérisons » extraordinaires sont plus rares et *plus particulières à la jeunesse.* »

Observation d'empyème, par W. BARTETT, rév. — « Trois mois après avoir été traité d'une maladie aiguë de poitrine, un homme de 50 à 60 ans s'aperçut qu'il portait vers la 6e côte du côté gauche, ancien siége de la douleur pleurétique, une petite tumeur. Il y avait en cet endroit changement de couleur, tension et amincissement de la peau. Une ponction donna issue à plus de deux pintes d'un pus très pur; l'air entrait et sortait avec bruit par cette ouverture. La guérison ne fut complète qu'après un mois. » (*Biblioth. méd.*, tome XVI, p. 256.)

Observation d'empyème à la suite d'une pneumonie. « Tumeur à l'extérieur, ouverture, sortie d'une quantité énorme de pus; rétablissement parfait. » (TOURTUEL, *Biblioth. méd.*, tome XXXIX, p. 100.)

Observation. Abcès de l'intérieur de la poitrine ouvert à l'extérieur. — « Un militaire offrait depuis quelques années, et par suite d'une maladie de poitrine mal soignée, les symptômes d'une profonde altération des organes pulmonaires. Il portait à la partie inférieure du côté droit de la poitrine une tumeur fort considérable. *Cette tumeur s'ouvrit d'elle-même* vers le 25 janvier, et laissa échapper une grande quantité de matières purulentes et d'air. Deux jours avant la mort l'écoulement purulent à peu près supprimé a été *remplacé par des hémorrhagies d'abord peu considérables, mais dont la dernière a été fort abondante.* »

de son ancienneté et de l'âge du blessé), dont était atteint Constantin.

Après la blessure, Constantin n'était point dans la situation d'un homme qui a une plaie pénétrante grave de la poitrine; il répétait avec calme : « Ma blessure n'est rien. » Et certes les personnes qui ont des blessures graves à la poitrine sont dans une situation bien différente (1). D'ail-

(KERAUDREN, chirurgien en chef de la marine, *Journal universel des sciences médicales*, tome XIV, p. 373.) Et, s'il y avait eu une blessure antérieure, quel champ pour la *vraisemblance !*

Un fait remarquable qui prouve que les corps étrangers introduits dans les poumons et contenus dans la cavité pleurale tendent quelquefois à sortir par les parois de la poitrine est celui narré par Renaudot. Ce médecin de la faculté de Paris a publié en 1647 une observation sous ce titre : *Spicilegium seu historia medica mirabilis spiceæ gramineæ extractæ a latere ægri pleuritici, qui eam ante menses duos incaute voraverat.*

Je recommande la lecture de ces passages à M. l'avocat général, qui tend à posséder toutes les gracieuses formes du parfait orateur, qui connaît toutes les ressources de la rhétorique, mais dont je ne puis louer l'urbanité. Au moment où j'expliquais ce point de la science, il m'a interrompu, et par un doute ironique a voulu détruire la force de mes paroles. Ce procédé m'a blessé, car, ainsi que le dit Aristote : « On se fâche contre eux qu'on aperçoit se moquer dans le temps qu'on pense traiter sérieusement avec eux. » Et comme le dit encore Aristote : « L'ironie a cela qu'elle est extraordinairement méprisante. » Et on ne peut souffrir d'être méprisé en présence de ceux dont on fait une très grande estime. Et j'ai reçu l'affront en présence de la magistrature, de cette magistrature française, si digne de vénération par ses lumières, la pureté de ses mœurs et son intégrité. M. l'avocat général eût-il employé cette figure à l'usage des rhéteurs, si, au lieu *d'un simple médecin praticien*, il eût eu devant lui *un professeur ?*

(1) *Plaies de poitrine pénétrantes.*—1re *Observation.* « La plaie de ce militaire, faite par un instrument tranchant, pénétrait dans la poitrine *entre* la cinquième et la sixième vraie côte, dont elle suivait la direction; elle avait 8 centimètres d'étendue environ; elle laissait sortir, à chaque inspiration accompagnée de sifflement, une grande quantité de sang vermeil et écumeux. *Les extrémités étaient froides, le pouls était à peine sensible, le visage décoloré*, la respiration courte et laborieuse;

leurs, la réouverture de la plaie pour donner issue au pus de l'abcès phlegmoneux secondaire est une contre-épreuve que la poitrine n'avait pas été primitivement ouverte: car,

enfin le blessé était menacé, à tout moment, d'une suffocation mortelle. » (Guérison.)

2e *Observation.* — « Le blessé fut apporté moribond à l'hôpital. Une large plaie lui ouvrait la poitrine *entre* la quatrième et la cinquième côte du côté droit. Il y avait dans la substance du poumon une division profonde que je distinguai facilement avec le doigt. Chaque inspiration en faisait sortir un sang rouge, et rempli de bulles d'air. Le blessé éprouvait *des suffocations, des angoisses, des syncopes; il avait le visage pâle, les yeux ternes, le pouls faible et les extrémités froides.* » (Guérison.)

Troisième observation. « Blessé porté à l'hôpital, avec une plaie moins étendue, mais aussi profonde que la précédente, pénétrant *entre* la cinquième et la sixième côte du côté droit; il y avait lésion aux poumons, perte considérable d'un sang rouge et écumeux, crachements sanguins, pâleur au visage, faiblesse générale, petitesse du pouls et grande difficulté de respirer. » (LARREY, *Mém. de chir. milit.*, t. II, p. 152-153-155.) (Guérison.)

Observation d'une plaie pénétrante de poitrine, suivie d'empyème purulent, par L.-F. GASTÉ, médecin de l'hôpital de Neufbrisach. — « Un cavalier âgé de 24 ans reçoit en duel un coup de pointe de sabre, *entre* les sixième et septième côtes sternales, le 10 juin 1822. Cette blessure est *immédiatement suivie d'une hémorrhagie copieuse.* On saigna de suite. L'air entrait et sortait par la plaie; la face du blessé était pâle et ses traits profondément altérés: deuxième saignée. — L'hémorrhagie cesse, mais la respiration est plus difficile. Le 11, pouls fréquent, plein; soif très vive, insomnie: troisième et quatrième saignées; 25 sangsues autour de la plaie. — Le 12, respiration courte, abdominale; le malade passe la nuit sur son séant sans dormir. — Le 13, respiration courte, très pénible, côté droit rentré, douloureux, téguments œdémateux, son mat de ce côté, yeux caves, altération des traits. — Cinquième saignée; 25 sangsues. — Le 14, sortie par la plaie d'un pus fétide. — Sixième saignée. Suppuration par la plaie abondante. — Le 21, le pouls conserve de la fréquence; 15 sangsues. — Le 25, retour de l'insomnie, de la fréquence du pouls; 10 sangsues. — Le 28, expectoration copieuse, sortie par la plaie d'une grande quantité de pus sanguinolent. Pendant les quinze premiers jours de juillet, exacerbation très marquée vers le soir, suppuration abondante par la dans ce cas, avec le pus de l'abcès sortent les caillots de sang et le liquide de l'épanchement, et chez Constantin il n'est sorti que le pus du phlegmon sous-cutané (1). La

plaie. — Le 14 juillet, sueurs nocturnes, rougeur et excoriations des téguments qui recouvrent le sacrum. — A la fin du mois, expectoration copieuse et purulente, suppuration fort abondante, amaigrissement considérable. — 1er août, apparition d'une tumeur avec fluctuation, ouverture de cette tumeur, d'où il sort un demi-litre d'un pus séreux, fétide.

» Pendant le mois d'août, les crachats et la suppuration alternent d'abondance, le marasme parvient au dernier degré ; exacerbations fébriles, sueurs nocturnes.—Au commencement de septembre, ces symptômes effrayants diminuent d'intensité, notamment la sécrétion purulente, la toux et l'expectoration ; la fièvre hectique cesse, il y a sommeil et appétit, la petite plaie de l'opération se cicatrise, la toux et l'expectoration persistent encore le soir et le matin ; la convalescence s'établit bien, et le blessé sort de l'hôpital le 1er octobre. » (*Journal universel des sciences médicales*, t. XXIX, p. 117.)

Est-ce donc sous cet aspect que s'est présentée la blessure de Constantin? Comparée aux précédentes, elle n'était rien. Cependant il succombe, non, bien évidemment, par le fait de cette blessure, mais des suites de la maladie chronique de la plèvre qui avait miné ses forces.

(1) « Miles quidam vulneratur gladio acuto; vulnere penetrante per veras costas in cavitatem pectoris, consolidatur brevi tempore. In consilium vocor; sanguinem in cavitatem pectoris confluxisse suspicor..... De latere sinistro conqueritur; inspicio vulnus, tumorem animadverto, locum tenui quasi membrana clausum aperiendum iterum vulnus suadeo. Renuit chirurgus; tandem assentit, aperit. Exsilit tanquam a *vena secta purulenta materia*, eaque inclinato ægro terram versus bene multa servatur apertum vulnus. — Æger sanitati pristinæ restituitur. » (Théoph. Bonnet, *Medicina septentrionalis*, t. I, p. 502.)

« Je fus appelé pour panser un officier qui venait d'être blessé; j'y trouvai un confrère qui venait de le panser. Il voulut me faire voir la plaie; je le refusai. Nous sortîmes ensemble, et dans l'exposé qu'il me fit de la blessure il m'assura que la plaie n'était pas pénétrante; le blessé ne garda que deux jours la chambre. Quelques jours après il survint des accidents qui prouvèrent que cette guérison n'était qu'apparente. Le quinzième jour de la blessure, il lui prit un frisson qui fut suivi d'une fièvre violente; tout le voisinage de la plaie s'enfla, devin

plaie faite à Constantin était donc une plaie simple (1), dont

rouge et douloureux. Je lui fis mettre le cataplasme de *mica panis,* et lui conseillai d'avertir son chirurgien ordinaire. Nous nous trouvâmes ensemble trois à quatre heures après. En sortant, je dis à ses parents de préparer du linge à son insu, parce qu'infailliblement nous ouvririons sa plaie; mais quelques instants après elle se rouvrit d'elle-même. *Nous trouvâmes le malade inondé d'un sang pourri, grumeleux, dont il sortit une grande quantité*, lorsque nous eûmes dilaté la plaie avec un bistouri à bouton. Le malade fut soulagé et parfaitement guéri dans l'espace d'un mois. » (J.-L. Petit, *Trait. des mal. chirurg.*, t. Ier, p. 166.) *Chez Constantin il n'est sorti qu'un pus blanc.*

(1) « Une plaie qui n'intéresse que la peau et les muscles de la poitrine se trouve naturellement placée dans la classe des plaies simples. » (Fodéré, *loc. cit.*, t. III, p. 326.)

« Une plaie simple qui n'intéresse que la peau et les muscles qui plastronnent la poitrine est dans la classe des plaies simples. Si elle pénètre dans la cavité, et qu'elle ne soit accompagnée ni de fracture de côtes, ni de lésions des parties contenues, elle peut être considérée de même. » (Belloc, *Méd. lég.*, p. 289.)

« Lorsqu'une plaie est faite par la pointe d'un instrument bien acéré, la maladie n'est pas plus grave que si la pénétration n'existait pas. Il est très peu important d'acquérir la certitude de cette pénétration. Le repos et les antiphlogistiques sont les seuls remèdes indiqués. » (Richerand, *Nosograph.*, t. IV, p. 168.)

« Les blessures qui pénètrent dans la cavité de la poitrine, et qui ne sont accompagnées ni de fractures de côtes, ni de lésion des parties contenues, ne sont pas considérées comme très graves. » (Fodéré, *loc. cit.*, t. III, p. 330.)

« Nous guérissons souvent les blessures qui percent les poumons et les deux côtés de la poitrine. » (Ravaton, t. II, p. 118.)

« En général une plaie qui ne pénètre pas dans la poitrine n'entraîne pas à sa suite des conséquences graves. Le cas le plus simple des plaies qui pénètrent dans la poitrine, c'est celui de l'introduction de l'instrument dans la cavité de la plèvre, sans lésion des organes contenus; leur guérison est presque toujours constante. La gravité des blessures pénétrantes de la poitrine repose principalement sur la lésion du cœur et des gros vaisseaux. » (M. Alph. Devergie, *Méd. lég.*, t. II, p. 286-287.)

« Dans les expériences nombreuses que j'avais faites sur les chevaux, avec M. Rigot, d'Alfort, et M. Leblanc, j'avais pu apprécier l'innocuité des plaies pénétrantes de la poitrine, tant que le cœur ou quelque la cicatrisation se fût maintenue si elle n'avait pas été compliquée d'un état pathologique de la cavité droite du thorax, disposition, sur-cause qui a produit tous les accidents (1).

2° *Qu'il y avait une maladie du côté droit de la poitrine, antérieure aux blessures reçues.*

Cette maladie diagnostiquée, une pleurésie chronique est la source la plus fréquente des empyèmes (2), qui, lors-

gros vaisseau n'avait pas été intéressé. » (M. le professeur TROUSSEAU, de la *Paracenthèse du thorax*, *Abeille médicale*, n° 1er, p. 2.)

(1) « Les plaies compliquées du thorax sont celles qui sont jointes avec *cacochymie;* ils en deviennent emphyiques, c'est-à-dire qui ont du pus dans la capacité de la poitrine. » (GERMAIN COURTIN, *loc. cit.*, p. 680.)

« Les blessures faites à la superficie des poumons, où il y a très peu de nerfs et des petits vaisseaux, guérissent fort souvent; et comme elles sont susceptibles de recevoir avec plus ou moins d'avantage les secours de l'art, si le malade y succombe, *on peut contester que sa perte soit entièrement le fait de la blessure; si une semblable plaie avait été faite à un poumon ulcéré ou squirrheux, cette circonstance pourrait la rendre nécessairement mortelle, malgré le meilleur traitement possible.* » (FODÉRÉ, *loc. cit.*, t. III, p. 340.)

(2) « L'empyème succède quelquefois à une plaie pénétrante de la poitrine; *mais le plus souvent il est le résultat d'une pleurésie.* » (BOYER, *loc. cit.*, p. 352.)

« La source la plus fréquente des épanchements dans la poitrine est la pleurésie chronique. Dans l'état actuel de la science, la plupart des épanchements séreux des cavités pleurales se rattachent à un état irritatif des plèvres sous *l'influence d'une phlogose sourde.* (M. FABRE, *Dict. des Diction. de méd.*, p. 508-9.)

« La pleurésie, et spécialement la pleurésie chronique, est la cause la plus ordinaire de l'empyème. Si la résolution n'a pas lieu dans cette phlegmasie, il suinte de la surface de la plèvre *un liquide de qualité variable.*

» L'épanchement étant presque toujours la *suite d'une plaie pénétrante de la poitrine ou d'une phlegmasie des organes thoraciques*, *les symptômes qui le caractérisent sont toujours précédés par la maladie* qu'ils se forment lentement, n'empêchent pas les malades de se livrer à leurs occupations habituelles(1). Ceci explique

qui les détermine. Ainsi on ne doit jamais négliger la connaissance des affections qui se sont manifestées antérieurement. Les signes commémoratifs sont par exemple d'une grande valeur dans les plaies de poitrine.» (MURAT, chirurg. en chef de Bicêtre, *Dict. de méd.* [Béchet], t. VIII, p. 142.)

Je recommande la méditation de cette note aux magistrats qui, comme M. Haton, juge d'instruction plein de zèle, seraient incertains sur le but du commémoratif médical donné par l'homme de l'art, qui remplit un devoir de conscience en le fournissant sous la responsabilité de sa signature. Alors l'homme de bien, en remplissant son devoir, ne sera point exposé à d'injurieux soupçons et à de dures paroles.

Dans le cas de Constantin, je pense qu'il est démontré que la plaie n'était pas pénétrante et qu'il y avait pleurésie chronique; donc l'épanchement dépendait de cette pleurésie.

(1) « Dans les hydro-thorax, la respiration est courte et gênée; mais pour s'en apercevoir il faut l'observer de très près, et que l'épanchement soit déjà un peu considérable. » (CORVISART, *Maladies du cœur*, p. 363.)

« Parmi les dispositions individuelles, qui d'une blessure légère peuvent faire une grave, et d'une grave une lésion absolument mortelle, on doit compter *une vomique dans la poitrine, et autres dépôts purulents*, qui sont quelquefois à peine sensibles à celui qui les porte, maladies chroniques, graves, qui cependant ne retiennent pas les malades au lit. » (FODÉRÉ, *loc. cit.*, t. III, p. 266.)

« Un grand nombre de faits, dit Boyer, prouvent évidemment qu'il peut exister dans la poitrine un épanchement considérable de pus sans que le malade éprouve les symptômes que cet épanchement a coutume de produire et qui en font connaître l'existence. » (BOYER, *loc. cit.*, p. 360.)

Boyer observe encore que « l'épanchement peut se former lentement et durer long-temps, surtout lorsque le poumon n'est pas profondément affecté. » *C'était le cas de Constantin.*

« *Les poumons ne remplissent jamais, dans l'état naturel, l'intérieur des plèvres, dans l'acte de la respiration.* Si ce corollaire est exact, il nous met à même de concevoir comment les hydropisies de poitrine peuvent exister pendant un certain temps, sans qu'aucun signe ne révèle leur existence; et comment il se fait que le poumon échappe si comment Constantin a pu se livrer *doucement* aux travaux de son état (1).

Du reste cette maladie de l'empyème est très grave et regardée généralement comme mortelle (2), et l'opération

souvent à l'action des corps vulnérants dans les cas de plaies pénétrantes ; de même il nous rend raison du peu de changements que causent les épanchements de sang quand ils ne sont pas considérables. »

(*Mémoire sur des expériences relatives aux effets des ouvertures pratiquées à la poitrine*, par le Dr CARSON ; Analyse de David WILLIAMS, *Journ. univers.*, t. XXXIII, p. 353.)

(1) « Sous le rapport de la liberté plus ou moins grande de la respiration, les malades atteints de pleurésie avec un épanchement égal sous le rapport de la quantité et de la qualité du liquide peuvent être divisés en trois classes. Chez les uns, la dyspnée ne cesse pas d'être considérable depuis le commencement de la pleurésie jusqu'à la terminaison, qui est alors constamment funeste ; chez les autres la respiration est d'abord très gênée, puis la dyspnée diminue, et enfin elle devient nulle long-temps avant la résorption de l'épanchement ; chez d'autres enfin, soit dès le début, soit pendant le cours de l'affection, la respiration reste toujours très libre. » (M. le professeur ANDRAL, *Clinique médicale*, t. II, p. 597.) Le même professeur cite *l'observation d'un charretier qu'un énorme épanchement pleurétique n'empêchait pas d'exercer son pénible métier dans les rues de Paris.* Il n'est donc pas étonnant que Constantin ait pu continuer de s'occuper pendant quelque temps de sa profession en *amateur*, comme le disaient les gens du métier.

(2) « En parlant de pleurésie chronique suivie d'empyème, Rivière dit : « *Gravissimus est affectus et difficillime curationem suscipit.* » (RIVERII *Opera, loc. cit.*, p. 255.)

« L'épanchement du pus sur le diaphragme abandonné à sa marche naturelle se termine presque toujours par la mort. » (BOYER, p. 366.) Dupuytren et Don Pedro, roi de Portugal, ont succombé à cette terrible maladie.

« La pleurésie chronique est toujours une affection fort grave. » (M. FABRE, *Dict. des Dictionnaires de médecine*, p. 416.)

« Il résulte de ce que nous venons de dire que le véritable empyème, c'est-à-dire l'épanchement du pus sur le diaphragme *abandonné à la marche naturelle, se termine presque toujours par la mort...* Mais lorsque l'inflammation qui a précédé l'empyème a été peu intense et sa elle-même ne semble pas avoir de succès quand le malade passe trente ans. Alors, si l'opération ne réussit pas, elle pré-

marche lente, le malade succombe beaucoup plus tard ; et comme la surface de la plèvre exhale incessamment le liquide qui forme l'épanchement, il peut s'en amasser une quantité énorme. Dans ce cas, les malades périssent en passant par tous les degrés du marasme et de la consomption.» (Boyer, *loc. cit.*, p. 364.)

« Abandonné à lui-même, l'empyème se termine le plus souvent par la mort. L'époque de cette fin est très variable. Lorsque la phlegmasie a eu peu d'intensité et une marche lente, les malades ne meurent qu'après avoir passé par tous les degrés de la consomption et du marasme.» (Murat, *Dict. des sc. méd.*, t. VIII, p. 149.)

« L'empyème est toujours une maladie très grave. Abandonné à sa marche naturelle, il se termine tantôt par la mort, ce qui est très fréquent, tantôt par la guérison, ce qui est si rare, qu'on n'en connaît qu'un très petit nombre d'exemples. » (Rullier, *Dict. des sciences méd.*, t. XII, p. 66.)

« Ut raro evadant mortem quibus hac via pus elicitur. » (Tulpii, *Observ. medic.*, p. 107.)

« Les exemples de guérison de l'opération de l'empyème dans l'âge adulte sont très rares, s'il en existe véritablement. Je n'ai pu le vérifier parce que le petit nombre de cure de ce genre que l'on trouve dans les auteurs ont été faites sur des personnes dont l'âge est resté inconnu, ou sur de jeunes sujets. — Si le malade *a passé trente ans*, les ressources de la nature sont très faibles, et il est rare que la guérison ait lieu. Je n'en connais pas d'exemple bien avéré. » (Larrey, *loc. cit.*, t. II, p. 445-6.) On a vu que Ravaton avait cette opinion sur l'âge.

Le blessé Constantin avait 37 ans.

« J'ai pratiqué et vu pratiquer sans succès l'opération de l'empyème dans différentes espèces d'épanchements dans la poitrine. A peine nos annales rapportent-elles quelques exemples de cas où elle a été faite avec avantage, en taisant, selon l'usage, ceux où elle n'a point eu de succès. » (Briot, *Histoire de la chirurgie milit.*, p. 130.)

On sait que de nouveau ce point de la science est soumis à l'observation. MM. les professeurs Récamier et Trousseau s'en occupent activement. Au reste, depuis les travaux d'Avenbrugger, Corvisart, Laennec, M. le professeur Piorry, etc., on peut opérer avec plus de certitude.

« Quelques précautions que l'on prenne d'ailleurs pour empêcher l'introduction de l'air dans le vide que laisse la matière évulsée, les résultats seront toujours les mêmes. Les membranes qui tapissent les cipite, comme toutes les graves opérations, la fin du malade.

L'épanchement considérable constaté douze heures après

parois de la poitrine et les poumons s'irritent et s'enflamment par le contact de l'air. Il s'établit une suppuration qui parcourt toutes ses périodes avec plus ou moins de lenteur, selon l'âge du sujet et l'ancienneté de la maladie. » (Larrey, *loc. cit.*, t. III, p. 444.)

« L'entrée de l'air dans la poitrine est toujours nuisible, spécialement quand il y a du pus épanché dans cette cavité. — La perte du malade est certaine lorsque la maladie est ancienne, que le pus est terne, ichoreux, *sanguinolent.*» (Murat, *l. c.*, t. VIII, p. 152.) Cas de Constantin.

« Dans l'ouverture de la poitrine bientôt l'action nuisible de l'air sur la plèvre se manifeste par l'altération du pus, dont la résorption augmente la fièvre lente lorsqu'elle existe déjà, et la produit lorsqu'elle n'existe pas encore. » (Boyer, *loc. cit.*, p. 366.)

Malgré la controverse qui pourrait avoir lieu à ce sujet, dans ce moment, M. le professeur Récamier, à l'aide de moyens ingénieux, prend toutes les précautions possibles pour empêcher l'introduction de l'air. Du reste, voici des exemples favorables à l'opération de l'empyème.

« Sara filia de Wide, ex pleuritide in empyema delapsa est ; cujus paracentesis post frustra tentata pharmaca septima novembris de 1664, inter quartam et quintam dextri lateris a me instituta est costam, debita puris quantitate quotidie educta, per accuratam diatam hæc juvencula mortis evasit spicula.» (Joa. Sculteti *Armentarii chirurgici*, p. 634.)

Observation. *Hydrothorax. Paracenthèse avec un trois-quarts à canule plate.* Guérison. — « Un jeune soldat de 24 ans, voyageant au mois de juillet, ayant très chaud et se trouvant fatigué, se mit à l'ombre d'arbres très épais, s'endormit, et passa ainsi une grande partie de la nuit. A son réveil, il éprouva un froid sensible; ses vêtements étaient imbibés par la rosée ; il est pris de difficulté de respirer, d'oppression qui augmente chaque jour; une espèce d'empâtement se manifeste du côté gauche du thorax, la percussion rend évident l'épanchement dans l'intérieur de la poitrine. La paracenthèse thoracique pratiquée avec un trois-quarts à canule plate, il s'écoule *cinq livres* d'une eau limpide et inodore. Le malade, très bien portant, sort le trente-troisième jour de son entrée à l'hôpital. » (Isabeau, *Bullet. de la facul. de méd. de Paris*, t. IV, p. 400.)

« *Observation* d'empyème considérable survenu à la suite d'une pleuro-pneumonie chez une petite fille de 9 ans, opérée très heureusement. » (Freteau, *Biblioth. médic.*, t. XXXVI, p. 100.)

les blessures reçues avait son siége dans le côté droit de la poitrine, qui était plus développé que le gauche, avec

Première observation d'empyème, suite d'une pleuro-pneumonie aiguë, guérie par l'opération.—« Jeune homme de 24 ans, opération entre la cinquième et sixième côte ; incision extérieure, ouverture de la plèvre avec la pointe d'un bistouri ; altération du pus par l'introduction de l'air. u rison, après trois mois et demi. — 1824. »

Deuxième observation. Suite d'une pleurésie chronique. — « Enfant de 9 ans. — Guérison tardive, mais parfaite. » (Renard, *Annales de la médecine physiologique*, t. VII, p. 472)

Opération de l'empyème suivie de succès. — « M. Dufour, consulté pour un enfant de 4 ans et demi, diagnostique un épanchement dans la cavité thoracique, *suite d'une pleurésie chronique*. L'opération est pratiquée entre la quatrième et cinquième côte en comptant du bas en haut ; il s'évacue une grande abondance de serosité lactescente sans odeur. Le petit malade se rétablit complétement. » (*Journ. univ. des sciences méd.*, t. 45, p. 120.)

Empyème opéré avec succès. — Observation de J. Betty. « Jeune homme âgé de 25 ans, le 15 mars 1822, atteint d'une violente péri-pneumonie. Pendant la convalescence, accès de suffocation, douleur obtuse dans le côté droit de la poitrine, gêne lorsque le malade se couche sur le côté gauche, développement du côté droit de la poitrine. — Vers la cinquième semaine il se développe une tumeur entre la clavicule et la côte ; le 24 avril, ouverture de cette tumeur, sortie d'une grande quantité de pus inodore. — Pendant trois semaines la situation du malade s'améliore ; puis la douleur du côté et la suffocation reparaissent avec intensité.—Le 26 mai on trouve de la fluctuation entre la troisième et quatrième côte du côté droit. — On ouvre la plèvre avec le bistouri, et il s'écoule deux pintes et demie d'un pus *brun* obscur, fétide. — Les symptômes fâcheux diminuent ; à la suite d'une toux légère *expectoration d'une once d'une* matière semblable à celle rendue par le premier abcès.—Cicatrisation de ce premier abcès, suppuration toujours abondante par l'abcès inférieur. — Réapparition d'une nouvelle tumeur ; sortie par la bouche de trois demi-setiers d'une matière ayant tous les caractères de celle qu'il avait rejetée par l'expectoration. —Tous les accidents reparaissent.»—Guérison. (*J. univ. des sc. méd.*, t. XXX, p. 114.)

Quelque grave que soit l'opération de l'empyème, les faits qui prouvent que cette opération peut être suivie de succès doivent prémunir contre l'opinion exagérée qu'elle est inutile, car alors on se priverait de cette ressource extrême, comme il est arrivé dans le fait suivant, qu'il est utile de signaler :

saillie du foie (1). Il n'avait aucun des caractères d'un épanchement sanguin, qui ne peut être produit que par la lésion profonde du poumon (2); alors le blessé eût craché le sang.

« Un hydrothorax sporadique faisait de grands ravages parmi les conscrits des dépôts de Genève. D'après les faits qu'on m'avait rapportés, et d'après ceux que j'avais observés, je pensai que la ponction du thorax pourrait être utile dans ce cas... J'en fis part à M. le docteur Coindet. Il me répondit que cette opération n'avait jamais réussi, même dans les circonstances les plus favorables. » (*Note communiquée par M. Pariset, Biblioth. méd.*, t. XLI, p. 346.)

(1) « L'eau amassée dans la poitrine comprimant par son poids le diaphragme, et par conséquent l'abdomen, il paraît une tumeur rénitente... Ce symptôme est un phénomène purement mécanique, résultant de la pression de l'eau sur l'estomac, *et sur le foie, qui descend*, et que l'on croirait alors fort engorgé. » (Corvisart, *loc. cit.* 370.) Symptôme constaté avant la blessure de Constantin.

(2) « Lorsqu'il y a épanchement de sang dans la poitrine,

» 1° La respiration est courte, laborieuse, suffocative et suspirieuse;

» 2° Le malade éprouve des angoisses qui lui permettent à peine de rester quelques instants dans la même position. » (Boyer, *loc. cit.*, t. VII, p. 275.)

« Il y a de grandes hémorrhagies où le sang, ne pouvant sortir par la plaie ni par la bouche, s'épanche sur le diaphragme, et gêne si fort le mouvement des poumons, que le blessé semble devoir étouffer à chaque instant. Dans ce cas, le pouls est petit, profond, concentré, accompagné par intervalles de sueurs froides. » (Ravaton, *l. c.*, t. III, p. 120.)

« Le diagnostic de l'empyème de sang est quelquefois très difficile : toutefois, on l'établit avec plus ou moins de certitude *lorsqu'à la suite d'une blessure profonde de la poitrine*, des signes d'épanchement se manifestent; ces signes acquièrent une plus grande valeur si le malade a éprouvé primitivement les accidents des hémorrhagies, c'est-à-dire le froid et la pâleur de la face et des membres, le claquement des dents, la faiblesse et la concentration du pouls, des syncopes, etc. » (Murat, *Dict. de méd.*, p. 145. — Bechet.)

« Les symptômes propres à l'hémorrhagie intrathoracique s'annoncent par une respiration courte, suffocative, suspirieuse; par des angoisses qui obligent le malade à changer de position. — Le pouls du blessé est petit, concentré, fréquent; la peau est pâle, froide, et si l'épanchement est considérable, ou s'il se fait avec rapidité, il se joint à ces symptômes des sueurs visqueuses sur le cou, la face, et les forces cequi n'a jamais eu lieu jusqu'au moment de la vomique, et il eût présenté les symptômes qui accompagnent les grandes hémorrhagies, car l'épanchement était grand ; ou la source de l'épanchement eût été l'ouverture de l'artère intercostale ; et il y eût eu alors une bien autre série de symptômes que ceux observés, et certes le blessé n'eût pas perdu une si petite quantité de sang, et il n'eût pas dit : « Ma blessure n'est rien. » D'ailleurs cet accident rare de l'ouverture de l'artère intercostale était à peu près impossible dans le cas de la blessure faite à Constantin. Dans toutes les observations de plaies pénétrantes dans la poitrine, on dit que la plaie est *entre* les côtes : eh bien, la plaie de Constantin était perpendiculaire à *l'entre-deux* des côtes ; et, autre circonstance bien importante dans le cas présent, c'est qu'il est évident par la forme de l'angle supérieur de la blessure que le dos du couteau tourné vers la côte supérieure, si le couteau eût pénétré dans la poitrine, aurait dû ouvrir l'artère ; ce qui me semble impossible, puisque c'était un de ces couteaux de table dont le dos n'est jamais aiguisé (1).

A la fin de la maladie, le blessé ayant vomi, expectoré une certaine quantité du liquide de l'épanchement, on ne peut pas inférer de là que l'instrument tranchant avait lésé le poumon, préparé cette voie : car non seulement aucun symptôme n'a dénoté cette lésion au moment de l'accident,

diminuent rapidement. » (M. Fabre, *Dict. des Diction. de méd.*, p. 503.)

« L'épanchement ne se fait pas, ou se fait très peu, lorsque l'hémorragie est produite par les seuls vaisseaux du poumon, à moins qu'ils ne soient très considérables, et alors les secours de l'art sont ordinairement superflus ; le blessé est mort avant qu'on puisse les lui apporter. » (Larrey, *Man. de chirur. milit.*, t. II, p. 157.)

(1) « La lésion de l'artère intercostale est un accident rare, et peut-être le nombre d'exemples bien avérés de cette lésion est-il moindre que celui des moyens qui ont été imaginés pour arrêter l'hémorrhagie qui en résulte. » (Boyer, *loc. cit.*, t. VII, p. 274.)

mais il est pathologiquement bien constaté que cette sortie de l'épanchement par les bronches se fait par une voie qui s'ouvre naturellement(1). La nature peut encore avoir, à ce qu'il paraît, d'autres issues pour débarrasser les cavités thoraciques des épanchements qui peuvent s'y faire (2).

Dans le lieu de la blessure de Constantin, l'artère peut être difficilement atteinte si la côte n'est pas brisée. « Protégé par la côte à laquelle elle correspond, l'artère intercostale ne peut être blessé dans la partie postérieure que par un instrument qui fracturera en même temps la côte. » (Dazet, *Plaies de poitrine*, p. 14, Montpellier, an XI.)

(1) « Dans la pleurésie chronique on a observé des cas où le liquide épanché se fraie une voie à travers le tissu pulmonaire, jusque dans les bronches, d'où il est rejeté par l'expectoration. » (M. Fabre, *loc. cit.*, p. 416.)

« Je dis après plusieurs observateurs dignes de confiance que j'ai vu plusieurs fois des collections de pus sécrété dans la plèvre se faire jour dans les bronches. » (M. le professeur J.-B. Cayol, *Bibl. méd.*, t. XL, p. 265.)

Il n'est donc pas nécessaire que le poumon ait été ouvert pour que les bronches donnent issue à l'épanchement contenu dans les cavités pleurales; c'est un effet naturel, pathologique, qui a été signalé par les observateurs. Dès 1813 M. le professeur Cayol s'exprimait ainsi : « Quant à l'ouverture par laquelle le pus se fait quelquefois jour dans les bronches, à travers le tissu pulmonaire, si l'on procède avec les précautions convenables à l'examen des sujets qui meurent de pleurésie chronique, et qui ont eu dans les derniers temps de la maladie une expectoration puriforme abondante, on manquera rarement de découvrir cette ouverture; elle est lisse et arrondie comme si on l'avait faite avec un trocart; elle ne présente aucune sinuosité, et elle est tapissée exactement par une sorte de membrane muqueuse accidentelle.» (*Biblioth. méd.*, *loc. cit.*, p. 270.)

M. Cayol observe que cette opinion ne lui est pas propre, puisqu'elle se trouve fort bien développée par M. Bayle. (*Recherches sur la phthisie*, ch. 2 et 9.)

Observation. — « Pleurésie, épanchement, vomique. — Guérison.» (Chaudon, *Biblioth. médic.*, t. LVIII, p. 58.)

(2) « Galenus ostendit materiam in thoracis cavitate contentam transsumi in pulmonem et par anacatharsin expurgari, duobus exemplis luculentis... Addemus et nos huic Galeni doctrinæ admirabilem natu-

Ouverture du corps. — Le corps, émacié (1) comme dans la phthisie purulente, n'aurait pu être dans cet état de maigreur extrême en quatorze jours : car il ne s'est écoulé que ce temps du jour de l'ouverture de l'empyème, le vingt-huitième de la blessure, au jour de la mort. Il y avait évidemment une maladie organique antérieure. Le poumon, réduit dans ses deux tiers à une sorte de membrane, témoignait encore de l'existence de cette maladie (2) ; la couleur rougeâtre de l'épanchement pouvait bien tenir à l'ouverture de quelques veines développées dans l'épaisseur de la plèvre (3), et qui se seraient ouvertes lors de l'irruption de la matière de l'empyème à l'extérieur. Cette coloration en rouge, et même la nature sanguinolente des épanchements, est un fait pathologique trop bien établi pour qu'il puisse servir de base à l'opinion qui voudrait le présenter comme la preuve qu'un vaisseau sanguin a été ouvert par une cause violente (4). Cette opinion présentée

ræ providentiam quæ passim invenit vias non solum manifestas, sed etiam incognitas et sæpè incomprehensibiles, per quas res noxias et molestas expurgare consuevit. » (Riverii *loc. cit.*, p. 250.)

(1) « L'état extérieur des cadavres, à la suite de l'empyème, présente une émaciation et une maigreur extrême. » (Corvisart, *trad. d'Avenbrugger*, p. 356.)

(2) « Lorsqu'un seul côté a été le siége de l'épanchement, et qu'il a été complet, la plèvre, de ce côté, est visiblement augmentée d'épaisseur ; le poumon, pressé de toutes parts par le fluide, est flétri et affaissé entre le médiastin, rarement un peu infiltré. » (Corvisart, *loc. cit.*, p. 392.)

(3) « Dans la pleurésie, la membrane séreuse elle-même présente des vaisseaux plus ou moins nombreux remplis de sang. » (M. le professeur Andral, *Dict. méd.*, t. II, p. 571.)

(4) « *Baccius* rapporte avoir trouvé dans beaucoup de cas l'eau des hydropiques tantôt brune ou verdâtre, *et plusieurs fois sanguinolente.* » (*Histoire de l'Académie des sciences*, an. 1700.)

« A l'ouverture du corps d'un homme qui n'avait point de blessures, comme *vraisemblable* dans le procès-verbal de l'ouverture du corps de Constantin, n'est pas mon opinion ; elle est celle du médecin qui a rédigé ce rapport (1). Je fais observer que, si

in thoracis atroque cavo serum, diluti *sanguinis* colore, stagnabat. » (MORGAGNI, *De sed. et caus. morb.*, epist. XVI, p. 23.)

« Un autre homme même sans blessures, *in thoracis* utroque cavo *rubens* aqua. » (MORGAGNI, *loc. cit.*, epist. XXI, p. 15.)

« Chez une femme qui n'avait point reçu de blessures, thorace incepta dissectio est, in hoc puri utrinque copia, nec illa exigua, effusum erat serum per se *cruentum.* » (MORGAGNI, *loc. cit.*, lib. II, ep. XXVI, 31.)

« A l'ouverture du corps d'une femme qui avait succombé *à une inflammation du foie, terminée par la suppuration de ce viscère et l'expectoration du pus*, on trouva dans *le côté gauche de la poitrine de la sérosité rougeâtre.* » (M. le professeur FOUQUIER, *Bullet. de la Facul. de méd. de Paris*, t. V, p. 433.)

M. Devergie signale dans l'ouverture du nommé Ferrey, qui avait succombé à une amputation faite à la suite d'hémorrhagie produite par une blessure reçue *sur la convexité du bord axillaire postérieur saillant*, *deux épanchements séro-sanguinolents d'un demi litre environ dans la cavité des deux plèvres*, et quelques anciennes adhérences des plèvres. (*Loc. cit.*, p. 306.)

Observation d'empyème suite d'une pleuro-pneumonie. — « Ouverture d'une tumeur fluctuante entre la sixième et la septième côte ; sortie de plus de deux chopines de pus. — Deuxième abcès à l'intérieur. L'ouverture de la poitrine reste fistuleuse. La maladie a commencé en 1834 ; en 1836 et 1837 le malade, qui avait été sujet depuis son enfance à des épistaxis périodiques qui n'avaient plus lieu depuis sa maladie, *éprouve des hémorrhagies adondantes dans la cavité de la plèvre.* » (*Arch. gén. de méd.*, juin 1839.)

Si Constantin eût été dans ce cas, voyez combien le *vraisemblable* eût eu plus de *probabilités*, et dans quelle erreur on se jetait !

(1) Je fus très étonné lorsque j'entendis M. le docteur Ollivier (d'Angers) dire dans le rapport de l'ouverture du corps de Constantin : « L'épanchement considérable constaté le jour même de la blessure et la nature du liquide épanché (séreux-sanguinolent), quand il s'est fait jour ultérieurement par la plaie du dos, sont autant de circonstances qui viennent à l'appui de cette opinion, qu'il est très *vraisemblable* que cet épanchement a été consécutif à la blessure du dos et à sa péné-

je n'ai pas déclaré au juge d'instruction que l'épanchement était antérieur aux blessures reçues, c'est que je ne l'avais pas constaté *récemment*, et que les ressources de la nature pouvaient avoir fait disparaître celui que j'avais constaté antérieurement, sans le *délimiter* (1).

tration dans la poitrine. » (*Rapport judiciaire, opinion de M. Ollivier.*)

Je ne pouvais croire que de pareilles hérésies fussent professées par un médecin que le parquet présente comme un des princes de la science. Je protestai ; mais l'honorable médecin légiste me répondit : « Vous » vous expliquerez devant le tribunal. » J'insistai, disant que « pour » moi j'avais une *opinion arrêtée ;* qu'il ne s'agissait pas de *vraisem-» blance ;* que, pour la coloration rougeâtre de l'épanchement, c'était » à mes yeux un effet pathologique, et que, si l'on croyait à la lésion » par cause extérieure d'un vaisseau sanguin, il fallait le démontrer par » l'injection, si, à la première inspection, on ne découvrait pas le vais-» seau lésé. » Voici, à ce sujet, l'opinion de Fodéré :

« L'épanchement de sang reconnu dans l'une des trois cavités pourrait être considéré par les personnes qui assistent à l'ouverture d'un cadavre comme l'effet nécessaire d'une lésion quelconque, telle qu'un choc, une forte contusion, ou une blessure portée avec un instrument piquant très délié. Il est donc utile de leur apprendre qu'à moins que l'autopsie ne fasse découvrir de gros vaisseaux ouverts, coupés ou déchirés, ce signe n'est pas plus concluant en médecine légale qu'il ne l'est en anatomie pathologique pour le perfectionnement de la médecine pratique. » (FODÉRÉ, *méd. lég.*, t. III, p. 54.)

(1) Galien, Arétée, Paul d'Ægine, Ætius, Cœlius Aurelianus, ne doutaient nullement de la possibilité de la disparition de la matière de l'empyème, soit par la voie de la résorption, des urines ou des selles, et Diemerbroeckt rapporte plusieurs exemples d'empyèmes dont la guérison s'est faite par les urines.

C'est d'après cette considération que, n'ayant pas *récemment* constaté l'état du blessé, je disais devant le juge d'instruction : « Quant à l'épanchement, je suis bien éloigné de dire qu'il fût antérieur ; j'ai seulement signalé sa présence douze heures après les blessures à une première visite. »

J'ajoutais : « Constantin, pour moi, était depuis long-temps atteint de pleurésie chronique. » Je disais encore : « Je reconnais bien toute la gravité du coup ; je sais bien qu'il a eu une action directe sur l'état du malade, en ce sens qu'il en a nécessairement hâté la

Après les longs développements dans lesquels je suis entré, l'homme de l'art devant s'efforcer de dissiper les doutes au lieu d'en faire naître, je vais présenter avec conscience à MM. les jurés, par propositions ou corollaires, le résumé de la science (1).

1er *Corollaire.* — Constantin père a pu recevoir un coup plus ou moins violent dans la région épigastrique, lequel n'a laissé aucune trace et n'a eu aucune suite.

2e *Corollaire.* — Constantin fils a reçu deux coups de couteau qui ont produit deux blessures simples, cicatrisées le neuvième jour.

3e *Corollaire.* — Constantin fils était atteint, dans le côté droit de la poitrine, d'une maladie grave qui, ayant été négligée, devait se terminer par la mort dans un temps plus ou moins long (2).

fin; mais, pour affirmer que la blessure ait été pénétrante, jamais je ne pourrais le déclarer sans manquer à ma conscience. » Inutile de dire qu'il y avait *vraisemblance* qu'il existait avant, puisque j'avais la conviction que c'était un empyème suite d'une pleurésie chronique. Voici un fait qui devait me rendre circonspect au sujet de l'affirmation sur une situation maladive que je n'avais pas *récemment* constatée : « Un exemple remarquable des ressources de la nature pour éliminer par des voies naturelles des épanchements dans la poitrine est l'exemple de l'empereur Maximilien, qui résista pendant le long espace de vingt années à un hydrothorax dont les progrès étaient régulièrement enrayés par des évacuations semblables. » (De Montblanc, *De l'hydrothorax*, p. 16. Montpellier, 1811.)

(1) « Quel poids, quelle balance, ont les juges pour proportionner les peines infamantes ou simplement correctionnelles *à la gravité intrinsèque de la blessure, autre que la conscience et les lumières des gens de l'art?* » (Fodéré, *loc. cit.*, p. 247.)

(2) « *Il résulte de mes informations sur les circonstances antécédentes que le malade, antérieurement à ses blessures*, était déjà affecté

4e *Corollaire.* — La plaie située à droite, ravivant un foyer de maladie mortelle, a hâté, précipité la mort du blessé ; cependant par sa nature intrinsèque cette blessure était sans danger par elle-même ; elle était cicatrisée le neuvième jour, et elle n'a eu un résultat funeste que par une complication, par sur-cause (1) ; et l'ouverture de l'empyème qu'elle a occasionnée est un effet secondaire, qui a eu le résultat que pouvait avoir l'opération faite par l'art.

d'une brièveté remarquable de la respiration ; qu'il avait une grande facilité à s'enrhumer, et qu'il s'enrhumait souvent : ces deux circonstances sembleraient indiquer une prédisposition aux maladies de poitrine, et aujourd'hui tout semble annoncer l'existence d'une phthisie au troisième degré. » (M. le docteur Hatin, *Procès-verbal sur l'état de Constantin le 3 mai* 1844, vingt-quatre heures avant la mort du blessé, et dressé devant le commissaire du quartier.)

(1) Nam quemadmodum salutare vulnus in corpore morboso, humores pravos excitando, potest præbere causam mortis tanquam causa solum impulsiva et irritans, cum tamen per se sit salutare, et idcirco (ab Hippocr., lib. V ; ibidem, tex. 16, inf.) *hujus modi vulnus in simili casu dictum sit nullius mali causam esse.* (Paul Zacchius, *Quest. med. lib. nonus, cons.* XLVII, p. 779.)

§ IV.

BLESSURES SALUTAIRES.

A Monsieur l'avocat général Jallon.

Permettez-moi, Monsieur, de présenter à votre méditation quelques faits scientifiques à l'appui d'une opinion que vous avez reçue avec les ricanements du doute, et repoussée avec le langage de l'incrédulité railleuse.

Excusez, Monsieur l'avocat général, ma franchise bretonne. Il me semble que l'absence des *pointes* ne nuirait pas à cette brillante fleur de rhétorique que vous vous efforcez de posséder, et que vous chérissez comme le plus puissant et le plus précieux des instruments de la noble et grande ambition qui vous tient au cœur.

Quelque chose de moins, vous seriez plus parfait; et quelque chose de plus, vous seriez moins imparfait : ainsi donc, un peu moins de ces figures de rhétorique que le bon goût réprouve, un peu plus de cette urbanité (1) qui lus-

(1) Au moment où je finissais de répondre aux questions de M. le président des assises sur l'âge, la profession, etc., M. l'avocat général, le coude sur la table, la mâchoire dans le creux de la main, d'une voix goguenarde me dit : « *Vous n'êtes pas le célèbre professeur de la faculté?* » A cette insolite question, je voulais garder le silence (car à cette manière d'interroger, qui n'est pas dans les prescriptions de la loi, je pressentis que c'était une précaution oratoire pour déprécier un témoignage) ; mais, le rouge me montant au visage, je réponds : « *Non, monsieur, ce n'est ni le même nom, ni le même âge; mais puisque je*

trerait le talent et l'ardeur avec lesquels vous remplissez vos imposantes fonctions, et vous serez alors un aussi parfait qu'énergique défenseur des droits de la justice sociale.

Vous m'avez blessé, Monsieur l'avocat général; mais je n'en suis pas moins du *Magistrat*

Le respectueux serviteur,

F.-M. LEROUX (de Rennes),
Docteur-Médecin.

Blessures salutaires. — Pour les esprits éclairés par la science médicale, ce n'est point un paradoxe de dire qu'il est des blessures qui peuvent être salutaires. Le fer, les caustiques, le feu, ne sont-ils pas à chaque instant employés pour faire des blessures salutaires? Le hasard peut donc quelquefois faire ce que l'art fait, et Biessy a raison lorsqu'il dit : « Il faut en convenir, dans beaucoup de cas la blessure est un excitant local qui diminue la fluxion lente et sourde préexistante dans un organe éloigné. Dans d'autres cas, l'effusion du sang qui a lieu à l'occasion d'une blessure diminue l'engorgement sanguin qui occupait telle ou telle partie. » (Biessy, *loc. cit.*, p. 38.)

Voici un fait historique narré par de graves auteurs.

« Un certain Phalerius Jason de Pharée était atteint d'un ulcère au poumon déclaré incurable par tous les médecins ; réduit au désespoir, il cherchait à se faire tuer dans

suis appelé par la loi pour remplir un devoir, je m'efforcerai d'élucider la question scientifique selon mes lumières et ma conscience. » Je vis alors combien était juste cette pensée de mon confrère Bricheteau : « L'histoire des médecins prouve que leur renommée, leur mérite même, reçoit un accroissement véritable de leur position. » (M. Bricheteau, *Clin. méd.*, p. 377.) Ambitieux, aux places! *per fas aut nefas;* trafiquez des chaires s'il le faut; la corruption sociale vous tend les bras.

un combat, lorsqu'au contraire il y trouva la guérison, le fer ennemi lui ayant fait à la poitrine une ouverture par laquelle le pus s'écoula. » (SPRENGEL, *Hist. de la méd.*, t. IX; CICERO, *De natura deorum*, lib. III, cap. 28; PLINIUS, lib. VII, cap. 51; VALER. MAXIMUS, lib. I, cap. 8; PLUTARCH., *De capienda ex inimicis utilitate.*)

Mais si ce fait paraît trop ancien, en voici un autre publié par une de nos illustrations chirurgicales :

« *Coup de couteau de chasse pénétrant dans la poitrine.* — Feu Noël, chirurgien très distingué au bourg de Bayon, à quatre lieues de Lunéville, fut appelé, au mois de septembre 1754, dans une auberge de Bayon, pour secourir un dragon du régiment du colonel général, qui avait reçu, au côté gauche et postérieur de la poitrine, un coup de couteau de chasse, pénétrant entre la cinquième et la sixième des vraies côtes, en se dirigeant vers la colonne vertébrale. Ce militaire perdait beaucoup de sang par l'ouverture de l'artère intercostale; il y avait en outre un écoulement d'un fluide blanc comme du lait, mais un peu plus lié, ce qui fit soupçonner à Noël que le canal thoracique avait été lésé; cependant, pour n'avoir rien à se reprocher, il fit la ligature de l'artère intercostale, et se retira bien persuadé qu'il apprendrait bientôt la mort de ce blessé. On vint au contraire lui apprendre le lendemain matin que l'écoulement blanc avait duré pendant toute la nuit, et que le malade paraissait aller bien. Noël s'étant transporté à l'auberge pour le questionner, il répondit que depuis sa jeunesse il avait toujours ressenti une douleur fixe de ce côté là, qui l'avait en tout temps empêché de se coucher sur l'autre; qu'enfin il avait toujours eu la respiration courte et gênée. Noël jugea alors qu'il existait un dépôt qui avait été ouvert par le coup de couteau de chasse, et il traita ce blessé conséquemment à un ulcère au poumon, dont la guérison a été parfaite.

» On peut bien dire que le coup malheureux de cet individu est devenu, par l'événement, un bonheur pour lui.» (SAUCEROTTE, membre de l'Institut, *Mél. de chir.*, p. 376.)

Pendant une suspension de l'audience de la cour d'assises, j'adressai l'observation qu'on vient de lire et la lettre suivante à M. l'avocat général :

« Je ne suis le défenseur que de mon art et de ma dignité personnelle. Le rapport a été rédigé par M. le docteur Ollivier (d'Angers); il dit que je n'avais pas diagnostiqué *régulièrement* la maladie de poitrine antérieure aux blessures reçues : le vrai mot est *récemment*. Pour ce qui est de la pénétration de la plaie, M. Ollivier l'admet comme *vraisemblable*; je n'admets point cette doctrine de la *vraisemblance*, et dans le cas présent je pouvais encore moins l'admettre, puisque j'aurais parlé contrairement aux symptômes que j'ai observés, et surtout contre ma conscience.

» Pour ce qui est de l'espérance que la blessure pouvait sauver la vie de ce pauvre Constantin, lisez l'observation de Saucerotte, membre de l'Institut de France (*Mélanges de chir.*, p. 376), et vous verrez qu'on ne détruit pas des assertions scientifiques par des *pointes* ironiques (1). Alors vous

(1) Dans le langage grec ne pouvant nous entendre,
Prenons pour truchement le très savant Cassandre.

Il fait dire à Aristote : « *Il est bon quelquefois de tourner le sérieux d'un adversaire en raillerie;* mais il y a certaine raillerie qui sied bien à un honnête homme, *et une autre qui en est indigne.* » (*Rhétorique d'Aristote, traduite par Cassandre*, p. 486.)

J'étais témoin expert-juré sous l'égide de la loi, je remplissais conme permettrez d'être aussi un peu enorgueilli de ma prévision scientifique et de mon amour de la vérité, comme vous pouvez l'être, à bien juste [illegible], M. l'avocat général, du talent et de l'énergie avec lesquels vous soutenez les droits de la justice sociale.

» J'ai l'honneur d'être, etc.,

sciencieusement un devoir social ; je n'étais donc pas un *adversaire* de M. l'avocat général. Il était donc inutile qu'il employât envers moi cette figure de rhétorique, *l'ironie*, qui tend à rapetisser, infirmer, ravaler un témoignage. Y aurait-il des avocats généraux qui, comme le bon abbé de Vertot, leur siége ou leur acte d'accusation étant fait, mettraient de côté tout ce qui vient déranger l'harmonie de leur plan ?

§ V.

FAUX DOGME DE LA PROBABILITÉ. — DANGER DES EXPERTS-JURÉS PERMANENTS.

Qu'il me soit permis, homme de la plèbe médicale, de rappeler à l'un *des pseudo-princes de la science*, pour combattre ses hérésies, les paroles du vieux Worbe :

« En enseignant que l'on doit, dans des circonstances douteuses, déclarer *la probabilité*, on foule aux pieds le plus salutaire des dogmes de la médecine légale, celui que Plenck a si sagement introduit, et qu'a si heureusement complété M. Orfila. Selon nous, rien ne peut affranchir le médecin expert de l'observance rigoureuse de ce principe, et le précepte de *la probabilité* n'est ni moins erroné ni moins dangereux que le *système affirmatif* avoué par Galien et soutenu par Cardan. Depuis long-temps les magistrats reprochent aux médecins de trop hésiter dans leurs rapports et leurs conclusions; mais depuis long-temps aussi les plus célèbres médecins, entre autres B. Hoffmann, reprochent amèrement aux juriconsultes *de condamner sans corps de délit* (*quod, sine corpore delicti, pœnam definiant*). Mais, ni le désir de l'éloge, ni la crainte du blâme, ne doivent dominer un expert aussi instruit, aussi indépendant que l'est un médecin. Jamais un artisan ne vient apporter ses doutes à la justice : pour lui la chose est ou n'est pas. Imitons le vulgaire, et disons simplement *non*, quand nous ne pouvons pas dire *oui*. » (Worbe, *J. univ. de Méd.*, t. 38, p. 207.)

Pour ce qui est des experts-jurés favoris du parquet, disons encore avec Worbe :

« Ces chefs médicaux sont, pour l'ordinaire, exclusivement appelés par les magistrats toutes les fois qu'il s'agit de médecine légale. Quel fruit la justice retire-t-elle de ces connaissances prétendues spéciales, dans ces applications soi-disant continuelles? *Du vague dans les principes, du vide dans les conséquences*; voilà tout ce qu'on présente aux tribunaux. Rempli par des hommes, le ministère public pourrait se tromper aussi quand il pense que des médecins habitués à ne voir que telles maladies, à ne faire que telles opérations, sont plus capables d'éclairer sa religion. Jusqu'ici l'instruction et les débats d'un assez grand nombre de procès sembleraient lui démontrer le contraire. Ce serait à tort, selon nous, que l'on rétablirait des médecins et des chirurgiens jurés (1). La plus grande latitude dans le choix des experts est plus utile à la justice, plus nécessaire à l'humanité, que ces restrictions réclamées à grands cris par la plupart des nouveaux auteurs de médecine légale. » (Worbe, *Journ. univers. de Méd.*, t. XXXVII, p. 318.)

Il y a trente ans que les hommes de l'art qui avaient le plus spécialement dirigé leurs études vers la médecine légale réclamaient, avec une sorte de raison peut-être, en voyant les connaissances imparfaites des médecins appelés à faire des rapports judiciaires, la création d'experts-jurés. Alors le corps médical n'était pas entièrement composé, comme aujourd'hui, de gens ayant fait de solides et régulières études. Ce qui dans ce temps eût été utile peut avoir aujourd'hui des inconvénients. Par expérience, je signale celui du ton d'affirmation (en opposition avec l'avis d'autres

(1) Ou du moins qu'ils soient instruits et modestes comme M. Bois-Delourv.

confrères), la suffisance, l'outrecuidance d'hommes qui se croient *spéciaux*, et qui *per fas et nefas* voulant maintenir leur suprématie, être les *princes* despotes de la science, usurpateurs de la renommée, sembleraient avoir fait pacte avec des plumes vénales du journalisme. Pour eux l'encens, et pour leurs antagonistes toutes les éclaboussures du ridicule et de la raillerie mensongère, propre à réveiller la malignité du lecteur engourdi. A-t-il donc raison l'écrivain qui a dit : « Nous vivons décidément dans un temps où la presse » ne sert que de prétexte aux calculs de toute espèce ! » (Dr ROGNETTA, *Annales de Thérapeutique*, p. 232.)

Ne choisissez donc pas pour experts-jurés des hommes qui, sous prétexte de *spécialité*, veulent être *dominateurs*, car, « *quand on est inventeur d'un système, on est préoc-* » *cupé des connaissances brillantes qu'on pourrait en* » *tirer, on se fait aisément illusion, et il ne faut pas* » *que ce soit aux dépens de l'honneur et de la vie des* » *hommes.* » (Dr Rognetta, *loc. cit.*) Prenez à tour de rôle, sur la liste générale des médecins, autant d'experts-jurés qu'il en faut, avec le même nombre d'adjoints, qui, tous les trois ans, remplaceront les titulaires. De cette manière vous aurez un savant et nombreux corps de médecins légistes, et vous éviterez la formation de fait, sans légalité, de cette *aristocratie princière dans la science*, que le journalisme veut nous imposer (1); et les travaux des hommes laborieux com-

(1) En défendant le principe de l'égalité dans l'art, ceux qui me connaissent en rendront témoignage, l'ombre même de la jalousie n'est jamais approchée de mon cœur. Animé par une active émulation, je m'efforce d'être digne à mes propres yeux de ma noble profession. Aimant la science pour la science, je suis heureux que tant d'autres me devancent dans la carrière; mais ils ne sont plus les temps où l'on jurait par la parole du maître. Si « d'autres tyrannies renaissent sous le masque des lois » (Montesquieu), du moins la tyrannie scientifique est

me les Devergie, les Orfila, etc., auront de plus nombreux

morte à tout jamais, et la liberté de la presse nous servira à combattre celles qui renaitraient. Aujourd'hui ceux qui marchent en tête de la science sont en général de bons confrères : nous les chérissons et les respectons ; mais aussi ils n'ont pas la jactance, la suffisance, l'orgueil de la domination, de ces petits demi-savants à théories flexibles et versatiles, qui émargeraient dans tous les budgets et se glisseraient par tous les sentiers au pied des échafauds des quatre coins du monde, pour satisfaire leur ridicule ambition de renommée, célébrée par toutes les cymbales des gazettes non scientifiques.

Néanmoins, personne n'est à l'abri des attaques de la presse. Voyez : M. Ollivier (d'Angers), que chacun sait être un de ses favoris, s'en plaint lui-même.

A son arrivée dans la petite ville de Bourg, lors du fameux procès de Peytel, le docteur à grande renommée était apparu comme un astre lumineux qui allait apporter une salutaire lumière dans une affaire ténébreuse,

Cum subito supra tectum ingens substitit astrum
Irradians, largoque mapalia lumine complens.

(VIDA, *Christ.*, lib. III.)

Mais voilà que la nature de cet astre inconnu à la contrée est déterminée sous la lunette de M. le président des assises, qui, un journal à la main, démontre que l'astre, soleil ou lune, a été, à cinq mois de distance, tantôt lumineux, tantôt obscur, et qu'en conséquence, logiquement, on ne peut pas se fier à cette lumière vacillante ; et aussitôt l'astre lumineux de se transformer en *étoile filante* qui voyage hors de France avec M. le docteur Ollivier. (M. OLLIVIER, *loc. cit.*, p. 6.) Il en a été de même lors de l'affaire Constantin : M. Ollivier voyageant en Angleterre, les assises de la Seine ont été privées de l'astre. C'était le côté vraiment plaisant ; voici le côté sérieux, qui fait dire à M. Ollivier : « Je désavoue surtout hautement le langage que les journaux quotidiens m'ont prêté. Quant aux insinuations étranges dont j'ai été l'objet à l'occasion de ma présence dans cette affaire, elles ne sauraient m'atteindre, mais elles ne m'ont pas surpris : car dès mon arrivée à Bourg j'appris qu'on avait déjà répandu dans le public des bruits de nature à jeter de la déconsidération sur plusieurs témoins, *désintéressés comme moi* dans cette affaire ; et, pour qu'il ne puisse y avoir d'équivoque sur le sens de mes expressions, j'ajouterai que je n'ai *voulu recevoir aucune indemnité pour mon déplacement.* » (M. OLLIVIER, *loc. cit.*, p. 5.) Il y a des gens appréciateurs (1), et les plus obscurs scribes de la presse quotidienne faisant pacte avec quelques protégés, ne nous les présenteront plus comme les coryphées de la science; et ceux-ci sauront qu'il ne suffit pas de se chamarrer de cordons, de se faire *trombonner* par la presse quotidienne, de bien se poser sur les parquets, de parler avec *affirmation* en public et *outrecuidance* à ses égaux, de voltiger au devant du char des rois pérégrinants (comme la mouche au devant du coche), pour se croire un grand personnage, une autorité absolue. « Il n'y a de grand chez les humains que ce qui est conforme aux principes et à la raison: *Nihil enim per se amplum est, nisi in quo judicii ratio extat* (BRUTUS CICERONI, *Litt.* XXII); » et j'adopte cette pensée.

Si la presse abuse de ses droits envers des individus, il faut se contenter de dire avec M. le professeur Cayol :

qui vendent les médicaments et ne font pas payer la consultation. M. Ollivier ne dit pas ce que lui a légitimement été payée la consultation. Je serai plus explicite : *Je déclare que les honoraires qui me sont dus pour les soins donnés à M*[me] *Constantin mère*, décédée il y a près de trois ans, *d'une longue maladie chronique, ne m'ont pas été remis.* J'ai été l'objet de turlupinades seulement; mais il est pénible de voir un médecin être obligé de dire : « L'intérêt seul de la vérité a déterminé ma démarche. Serions-nous donc arrivés à une époque où un semblable motif ne serait plus compris? » (M. OLLIVIER, *loc. cit.*)

J'adresserai à M. Ollivier (d'Angers) les paroles qu'il adressait à MM. les experts dans l'affaire Peytel : « Nous regrettons d'avoir été dans l'obligation de nous expliquer aussi sévèrement sur leurs opinions; mais notre conscience et l'intérêt de la vérité nous en faisaient un devoir, et nous n'avons pas voulu dissimuler ici aucune de nos convictions. » (M. OLLIVIER, *oc. leit.*, p. 30.)

(1) Du reste, quelles que soient les opinions sur M. Orfila, qui, en 1814, a été mon maître de chimie, je proclame avec une douce émotion, moi qui n'ai vu ce premier maître que sur le théâtre de la science, et qui ne suis jamais allé dans les coulisses, qu'il me semble tenir encore le premier rang par son enseignement simple, précis, lucide et attrayant, qui m'attire toujours avec la foule des auditeurs. Beau rôle qui doit suffire à toute ambition! La flatterie crée les tyrans, grands et petits!

« Un rédacteur de journal n'a besoin d'aucune espèce de talent pour décrier qui bon lui semble, quand il ne se fait pas scrupule de prêter à ceux qu'il réfute un langage et des prétentions ridicules (1). » (M. le professeur CAYOL, *Biblioth. Médic.*, t. XL, p. 266.)

(1) Voici un échantillon de la véracité de certains journaux. Mes opinions n'étaient point en concordance avec les assertions de *vraisemblance* de M. le docteur Ollivier (d'Angers), qui était malade ou à Londres. Quand les rois voyagent, il faut bien que les *principicules* se mettent en marche. Le coryphée de ces journaux étant absent, il fallait le faire briller de son absence et couvrir de ridicule son antagoniste. Voyez ce narré :

« Le docteur Leroux entre dans une longue dissertation médicale et anatomique faite presque en *patois*.

» *M. l'avocat-général.* — Vous n'êtes pas M. Roux, le célèbre docteur de l'Ecole de médecine?

» *M. le docteur Leroux*, faisant une profonde révérence. — Mon Dieu! non. Nous le connaissons fort bien; c'est notre confrère. (On rit.)

» *Le docteur Leroux.* — Après avoir sondé les plaies, j'en fis sortir au bout de deux jours un pus... Voyez-vous, j'étais heureux, j'étais enchanté!

» Je vais donc résumer mon opinion avec conscience et science.

» *Premier corollaire.* — Oui, il est probable, il paraît certain que la victime a succombé. (Hilarité.)

» *Deuxième corollaire.* — La blessure a dû être faite avec un instrument aigu et tranchant.

» *Troisième corollaire.* — La victime a succombé à une affection dont les causes, selon moi, sont aussi multiples qu'obscures. (Sourire sur tous les bancs.)

» *Le docteur Leroux.* — Figurez-vous un corps en ignition, qui s'approche d'un corps inflammable... Retenons bien une comparaison, et vous comprendrez tout le procès. » (*Le Droit*, 13 septembre 1844.)

En voilà du bon vouloir, de la véracité! Mais, en vérité, ce n'est pas avec l'absurde qu'on prouve quelque chose. Si, on prouve qu'on a voulu jeter à terre et couvrir de ridicule l'antagoniste de M. Ollivier (d'Angers); et comme on ne pouvait pas faire suivre les paragraphes des dépositions de cet oracle des phrases habituelles, *profonde sensation, sensation dans tout l'auditoire, vive émotion!* on a dû se contenter de dire : « Il est très fâcheux que M. le docteur Ollivier (d'Angers), cité à cette

Et avec Biessy :

« Il est facile à la malveillance de porter atteinte à la réputation des hommes de l'art qui ont rempli des fonctions aussi utiles que délicates. » (BIESSY, *loc. cit.*, p. 262.)

Mais si la presse, dans le sanctuaire de la justice, lorsqu'il s'agit de crimes et d'échafauds, se livre à de plates plaisanteries, jetez aux visages de ces infimes écrivains ces paroles du naïf caporal Trim : « Je vous dis que ces gens, dans la poitrine, à la place du cœur, ont une citrouille. » (STERNE, *Trist. Shandy.*)

Et si enfin une presse vénale prêtait son appui à une intrigante tyrannie scientifique au petit pied ; si on pouvait comparer aux grands intérêts politiques une chose petite en apparence, mais grave dans ses résultats, qu'une voix énergique fasse entendre au peuple médical ces nobles paroles de *Brutus* à *Cicéron :*

« *Quod si Romanos (medicos) nos esse meminissemus, non audacius dominari cuperent postremi homines quam id nos prohiberemus.* » (BRUTUS CICERONI, *Litt.* XXII.)

audience, soit empêché par une grave indisposition » (et un voyage à Londres).

Cette tactique d'abaisser les uns pour élever les autres est connue. Dès 1818 j'écrivais : « C'est une bien petite grandeur que celle qui dépend de l'abaissement de ce qui nous entoure. » (*L'Expérience médicale*, préface.)

M. le docteur Ollivier (d'Angers) a sans doute assez d'instruction et d'active adresse pour prendre *proprio motu* un rang avancé parmi les gens de l'art, sans qu'il ait besoin de ces bénévoles auxiliaires, qui ressemblent trop à des compères, vils instruments de l'intrigue. Ce sont de bien maladroits amis, dont les services spontanés, sans doute, désintéressés, doivent répugner aux nobles sentiments de cet honorable docteur.

CONCLUSIONS.

Du point de vue scientifique, *médico-légalement* je dirai :

1° La blessure faite à Constantin étaie simple et sans danger par sa nature intrinsèque.

2° Constantin est mort des suites d'une maladie chronique du côté droit de la poitrine, et non des suites d'une lésion faite par la blessure (1).

Du point de vue intellectuel, *philosophiquement* je dirai :

1° La base de la société, le lien des agrégations humaines. est *l'équité; l'équité* est le *commandement de la conscience;* la *conscience* est *l'intelligence éclairée; l'intelligence* est le *souffle divin* qui établit le rapport du Créateur avec la matière brute. Dans l'homme il reçoit les *impressions* de la matière : ces *impressions* sont les *sensations;* ces *sensations* constituent *l'idée;* les *idées* constituent la *science;* donc la *science est* la base *de l'équité.* Avoir *conscience* d'une chose, c'est la *savoir :* aussi, maudit soit celui qui met la lumière sous le boisseau; et de là,

(1) L'auteur de la blessure, le père, qui pendant trente-sept ans avait vécu en communauté et en harmonie avec son fils, a été condamné *aux galères à perpépuité !*

nécessité pour l'homme de marcher dans les voies du progrès indéfini, qui le conduisent vers son CRÉATEUR. Mais qu'il ne s'y avance que précédé du doute philosophique, qui le force, de crainte d'erreur, de répéter l'expérience des sensations éprouvées. De là encore, intérêt des sociétés à éclairer les *intelligences*, afin qu'elles possèdent la *science* qui doit servir de *fondement* aux *consciences*. La *conscience* est le *libre arbitre*, c'est notre souverain juge.

2° Mais la *science* a pour base la *certitude ;* la *certitude* (individuelle) est le *sentiment* d'une *idée unique*, positive, sans mélange ; elle ne peut être remplacée par une *vraisemblance* établie par des *probabilités*. Ainsi, la *vraisemblance*, la *probabilité*, ne peuvent servir de base à la *science :* l'accusateur public donnant pour base au corps d'un délit *l'assertion* de *vraisemblance établie sur des probabilités* admises par l'homme de l'art qui a eu exclusivement sa confiance, a donc *erré*.

DU POINT DE VUE D'ORGANISATION SOCIALE, *logiquement* je dirai :

L'être humain est *destiné* à l'association ; son véritable intérêt est dans celui de son espèce. Le but du législateur est de s'efforcer de réunir les intérêts individuels dans un intérêt commun. Que tout tende donc vers *l'unité*, vers *l'égalité*. Assez des inégalités naturelles : si vous en créez d'artificielles, vous créez des luttes continuelles entre l'intérêt individuel groupé et l'intérêt général, au détriment de l'ordre ; vous enfantez des abus bien dangereux.

Voyez ce qui vient d'arriver. Sans lois, par l'usage, le parquet judiciaire de Paris accorde sa confiance, comme expert-juré, à un homme de l'art, qui, en médecine légale, est, à ce qu'il semble, sa loi et ses prophètes. Eh bien !

dans les tribunaux, dans les livres de la science, ce savant a été convaincu de ne posséder que des connaissances imparfaites et versatiles. Et dans l'affaire de Constantin, *où il n'a rien vu, et où il n'a rien pu voir!* il a présenté à la conscience des juges la *vraisemblance* appuyée *sur des probabilités*, en place de la *certitude!* Mais aux yeux du parquet il parle de haut; on a accepté ses assertions de *vraisemblance* comme une *certitude :* c'est cette confiance qui a entraîné l'accusateur public dans l'erreur. C'est donc un vice dans l'administration sociale de mesurer des hommes égaux par le titre, après avoir élevé les uns sur des piédestaux, et laissé dédaigneusement les autres à terre. Magistrature française, la première du monde, soyez convaincue que vous serez bien mieux secondée dans la recherche de la vérité par le savant corps des médecins que par quelques individualités qui, enorgueillies de votre confiance, formées en arrogantes coteries accapareuses de places, voudraient imposer leur *omnipotence* scientifique au monde savant et à la justice, au préjudice de l'humanité.

TABLE

DES MATIÈRES.

www.ingramcontent.com/pod-product-compliance
Ingram Content Group UK Ltd.
Pitfield, Milton Keynes, MK11 3LW, UK
UKHW021645260726
13994UKWH00003B/1275

9 782329 482682